Meine Leprafreunde

Ein Bericht über meine persönliche Arbeit unter
Leprakranken und über ihr tägliches Leben in Indien

Alice M. Hayes

(Mitwirkende: GG Maclaren)

Writat

Diese Ausgabe erschien im Jahr 2024

ISBN: 9789359945224

Herausgegeben von
Writat
E-Mail: info@writat.com

Inhalt

VORWORT.

Die Ziele, die ich beim Schreiben dieses Buches verfolgte, waren, das Interesse der Öffentlichkeit an den weißen Leprakranken zu wecken, die in Indien obdachlos sind, und Geld für den „Leprafonds" zu sammeln, den ich gegründet habe und der jetzt vom hochwürdigen Archidiakon Michell von Kalkutta verwaltet wird. Meine Verleger, die Herren Thacker & Co., 87, Newgate Street, EC, haben sich freundlicherweise bereit erklärt, diesem Herrn jeden Gewinn zu überweisen, der aus dem Verkauf des Buches resultiert, und ich hoffe, dass dieser aus diesem Grund beträchtlich sein wird. Ich wage zu glauben, dass, abgesehen von der guten Absicht, alle Arten von Lesern dieses kleine Werk lesenswert finden werden, da es eine Reihe wahrheitsgetreuer Bilder einer sehr traurigen Phase menschlichen Elends ist, nämlich des Innenlebens von Leidenden, die ich so gut kenne und die mir so viel bedeutet haben, dass ich sie in aller Aufrichtigkeit „Meine Leprafreunde" nennen kann.

Mit tiefem Bedauern habe ich gehört, dass die Beiträge zum „Leprafonds" seit meiner Abreise aus Indien zurückgegangen sind. Da er das Leben der elendesten aller Menschen erhellen soll, möchte ich an die Großzügigkeit der Öffentlichkeit appellieren, ihn zu unterstützen, indem sie Beiträge an Erzdiakon Michell in Kalkutta senden, der persönlich die Verteilung des Fonds überwacht. Ich möchte erwähnen, dass die Hilfe ohne Unterscheidung nach Glaubensbekenntnis gewährt wird.

Mein größter Dank gilt Dr. GG MacLaren für sein Mitgefühl mit meiner Arbeit und für seine Freundlichkeit, ein Kapitel über Lepra für dieses Buch zu schreiben. Ich freue mich auch über diese Gelegenheit, „Bruder John" meinen großen Dank auszusprechen, der mein Mitarbeiter unter den Leprakranken und in den Krankenhäusern von Kalkutta war.

Gerne beantworte ich Anfragen zu diesem Thema. Meine Adresse lautet: Messrs W. Thacker & Co., 87, Newgate Street, London, EC

ALICE HAYES.

LONDON , *3. September 1891* .

KAPITEL I.
EINWOHNUNG IN KALKUTTA – UNSERE „SPORTNACHRICHTEN".

Im Frühsommer 1888 genossen mein Mann und ich einen wohlverdienten Urlaub in Japan. Er, das möchte ich erklären, schreibt Bücher über Pferde, die seinen Namen unter englischen Lesern weithin bekannt gemacht haben; und da er ein besonderes Talent dafür hat, diese Tiere seinen Wünschen anzupassen, kam er auf die Idee, auf eine Reise zu gehen, mit dem Ziel, allen, die sich für das Thema interessieren, alles beizubringen, was er über das „Zureiten" weiß. In England sind Pferde in der Regel so gut „gemacht", dass der Pferdelehrer große Schwierigkeiten hat, seine Lektionen zu veranschaulichen. Aber im Ausland ist die Sache ganz anders. In Indien hatte er während des Jahres, in dem er dort war, Hunderte von Buck-Jumpern, Man-Eatern, Jibbern und anderen widerspenstigen Geschöpfen, deren Unterwerfung ihm großen Ruhm und eine ansehnliche Summe Geld einbrachte. Sogar in China, aus dem wir gerade gekommen waren, gab es unter den robusten mongolischen Ponys viele Beispiele, an denen er sein Können und seine Geduld testen konnte. Wenn ein Pferd oder Pony, das sich vorher nicht aufsteigen ließ, in ein oder zwei Stunden gehorsam war, wurde ihm normalerweise ein Damensattel angelegt, und dann stieg ich auf, nahm die Zügel, ließ es seine Schritte machen und über improvisierte Zäune springen. Obwohl unsere Arbeit überall, wo wir hinkamen, „anklang" fand, erwies sie sich als etwas eintönig, und ich sehnte mich nach einem festen Zuhause nach diesem ständigen Kreislauf von Hotel- und Dampferleben. Mein Mann wollte nach Kalifornien und dann weiter nach New York, während ich Indien vorschlug, wo ich eine angenehme Zeit damit verbracht hatte, meinem damaligen Hobby – dem Theater – nachzugehen. Damals blickte ich auf meine lieben alten Lehrer zurück – Mr. Hermann Vezin , Mr. John MacLean und Miss Glyn Dallas – als die Größten unter den Männern und Frauen, und hielt mehr von einer wohlwollenden Erwähnung meiner Schauspielerei in irgendeiner obskuren Lokalzeitung als von dem Lob, das meinem Reitsport im *Field* and *Graphic* zuteil wurde, als mein Mann in Neasden bei London zugunsten der Fonds für das „Home of Rest for Horses" auftrat. Da ich wusste, welchen Reiz das Neue auf meinen Mann hatte, und da ich nach Indien zurückkehren wollte, schlug ich ihm vor, nach Kalkutta zu gehen und dort eine Sportzeitung herauszubringen, die mit seinem Namen als Herausgeber sicher Anklang finden würde! Mein Rat erwies sich als so annehmbar, dass ich kaum Zeit hatte, meine Kisten zu packen und sie an Bord der französischen Post zu bringen, für die mein Mann Fahrkarten gekauft hatte. Wir kamen in Kalkutta an, gründeten unsere Zeitung und machten uns bald an unsere Arbeit als Journalisten. Dies fiel meinem Mann leicht, da er seit vielen Jahren mit der Presse in Verbindung stand, und mir fiel es nicht sehr schwer, da ich sehr am Erfolg unseres Unternehmens interessiert war und während meiner Reisen daran gewöhnt war, Artikel für verschiedene Zeitungen zu schreiben. Meine *Rolle* bei unseren *Sporting News* war die eines Theater- und Musikkritikers sowie die der Beschreibung vorübergehender Ereignisse mit einem gewissen Schuss sportlichem Flair aus der Sicht einer Dame. Die Gewohnheit der Beobachtung, die mir aufgezwungen wurde, hat meine Gedanken wahrscheinlich sehr ernüchtert ; denn ich wurde allmählich dazu gebracht, den traurigeren Aspekten des menschlichen Lebens, die um mich herum nur allzu häufig waren, immer mehr Aufmerksamkeit zu schenken. In Indien stellte ich fest, dass der Tod ein so vertrauter Mensch war, dass seine Schrecken im Falle anderer zu oft mit gefühlloser Gleichgültigkeit betrachtet wurden; und dass die Tatsache, dass die englischen Einwohner nur vorübergehende Durchreisende waren, sie abgeneigt machte, dauerhafte Wohltätigkeitseinrichtungen zu unterstützen, obwohl sie zu der Zeit äußerst großzügig sind, wenn man sich persönlich an sie wendet, um die leidende Menschheit zu unterstützen. Um der Apathie der örtlichen Bevölkerung gegenüber ihren Einrichtungen zum Wohle der Armen entgegenzuwirken und unserer Zeitung lesbare „Kopien" zu liefern, begann ich eine Artikelserie mit dem Titel „Kalkutta-Wohltätigkeit". Eines Tages, während ich schrieb, kam mein Mann von einem Besuch bei einem alten, heruntergekommenen Jockey zurück, der vor vielen Jahren für ihn geritten war und damals im Kalkutta-Armenhaus lebte. Er erzählte mir alles, was er in dieser Einrichtung gesehen hatte, und ich war so interessiert daran, dass ich beschloss, die weiblichen Bewohnerinnen zu besuchen.

KAPITEL II.
BRUDER JOHN – MR. McGUIRE – REGIERUNGSBEAMTE – DIE LEPRA-ANSTALT – EINE IRIN – DIE JÜDIN – DAISY UND BELLA – EINE TODESSZENE – EURASISCHE LEPRA-KRANKHEIT.

Bei meinem Besuch im Armenhaus nahm ich einen Freund mit, Bruder John von der St. Pauls-Gesellschaft, der unter der Leitung seines Vorgesetzten, des Reverends Pater Hopkins, in der Seemannsmission von Kalkutta tätig war. Ich lernte Bruder John durch Pater Hopkins kennen, der anrief und mich bat, bei einem seiner wöchentlichen Konzerte für Seeleute in der Bentinck Street zu singen, und dafür sorgte, dass Bruder John mich in einer Droschke dorthin brachte. Pater Hopkins sagte: „Sie dürfen nicht schockiert sein, wenn Sie feststellen, dass der Bruder ein rauer Seemann ist, der sein „h" weglässt und Angst vor Frauen hat, da er nie an die Gesellschaft von Damen gewöhnt war. Sie werden feststellen, dass er ein gutes Herz hat. Die Seeleute mögen alle Bruder John." Am vereinbarten Abend kam der Bruder mit der Droschke für mich. Er wurde in unser Wohnzimmer geführt und hatte seine widerspenstigen „ h "s offensichtlich gut unter Kontrolle, denn ich konnte ihn nicht zum Reden bringen und fand ihn ziemlich dumm, wie er nervös dasaß und seinen Hut umklammerte. Später, als er mich besser kannte, erzählte er mir, dass er an diesem Abend große Qualen erlitten hatte, und bat Pater Hopkins, ihn nicht zu beauftragen, mich abzuholen, sondern stattdessen Bruder Paul zu schicken, der wusste, wie man sich gegenüber Damen verhält. Der arme Bruder John kannte mich kaum, wenn er dachte, dass die bloße Tatsache seiner unzureichenden Bildung mich die vielen guten Eigenschaften seines feinen Charakters übersehen lassen würde! Ich mochte ihn, sobald er seine Nervosität so weit überwunden hatte, dass er sagen konnte: „Ich hoffe, Sie entschuldigen mich, wenn ich nicht an die Gesellschaft von Damen gewöhnt bin. Ich bin nur ein rauer Seemann und weiß nicht, wie man mit Damen spricht oder was man zu ihnen sagt. Mit den Matrosen komme ich gut zurecht. Ich habe nie eine Ausbildung genossen und spüre jetzt, wie sehr mir diese fehlt." Diese ehrlichen Worte machten mich sofort zu seinem Freund, und nach diesem Abend ging ich oft zu den Konzerten der Matrosen. Er war ein Gentleman von Natur aus, der immer instinktiv das Richtige zu sagen und zu tun schien und dessen ruhige, einfache Art ihm den Respekt seiner Mitmenschen einflößte. Ich ging gern jede Woche mit Bruder John zu den kranken Matrosen in den Krankenhäusern von Kalkutta. Bei solchen Gelegenheiten sorgte er für einen guten Vorrat an Tabak (Jacks Lieblingstabak) und Zeitungen. Eines Tages, als wir unseren wöchentlichen Rundgang machten, erwähnte ich meinen geplanten Besuch im Armenhaus und vereinbarte mit ihm, dass er mich begleiten würde.

Als wir dort ankamen, wurden wir in das Büro eines soldatisch aussehenden Mannes von etwa sechzig Jahren geführt, der offensichtlich ein strenger Zuchtmeister war. Er war zuvorkommend und mitteilsam und sagte mir, er habe meine Artikel über „Calcutta Charities" in unserer Zeitung mit Vergnügen gelesen und jedes Wort, das ich geschrieben hatte, von ganzem Herzen gebilligt. Er sagte noch viel mehr und zeigte mir, bevor ich das Büro verließ, seinen Entlassungsschein aus der Armee, in der er Sergeant gewesen war, und auch seine Meuterei-Medaille. Wir gingen mit ihm in die Männerstation des Armenhauses. Ich muss die Bewohner nicht beschreiben; die armen Dinger! Sie sahen alle furchtbar elend aus. Ich glaube, es waren einige Eurasier unter ihnen, aber die Mehrheit waren reine Europäer. Mr. McGuire – so hieß der Verwalter – bat uns, zu bleiben und ihnen beim Essen zuzusehen, da es ihre Essenszeit war. Wir sahen, wie Eintopf aus einem großen Kochtopf in kleine Schüsseln verteilt und auf einen Tisch gestellt wurde. Jede Schüssel wurde von ihrem Besitzer zu einem langen, leeren Tisch gebracht, an dessen Seiten Bänke hingen, und nach dem Gebet begann die Mahlzeit. Ich fühlte mich unwohl, als ich den armen Wesen beim Essen zusah, als wären sie Tiere, und begab mich daher in die Frauenunterkünfte. Als wir die Stufen zum Dach des für Frauen reservierten Gebäudes hinaufgingen, rief Mr. McGuire: „Mrs. Smith!", und die Oberin des Gebäudes, eine Frau von etwa vierzig Jahren, erschien. Ich sprach nur wenig mit ihr. Sie zeigte mir die Frauen, die an einem Tisch arbeiteten, Hauswäsche flickten oder herstellten, und auch ihre Zimmer. Die Insassinnen selbst nahmen kaum Notiz von mir: Sie sahen gelangweilt und traurig aus und erinnerten sich offensichtlich daran, dass Besucher, die ihnen keine wirkliche Hilfe sind, sie aber mit einem herablassenden Lächeln anstrahlen, in diesen Gegenden ebenso häufig wie nutzlos sind. Ich hatte das Gefühl, dass ich gern mit den armen Frauen gesprochen und sie gefragt hätte, ob ich ihnen mit kleinen Geschenken wie Tee oder anderen Dingen aushelfen könnte; aber Mr. McGuire schien meinen Wunsch erraten zu haben, denn er erzählte mir, dass sie ein sehr angenehmes Leben führten und alles hätten, was sie sich als Arme vernünftigerweise wünschen könnten. Das Wort „Armer" irritierte mich, aber ich sagte nichts, während ich sie traurig ansah. Eine alte Frau, die offensichtlich schlecht sah, versuchte eine Steppdecke zu säumen. Sie schien wegen ihrer Sehkraft unter solchen Schwierigkeiten zu arbeiten, dass ich dachte, man könnte ihr eine Brille besorgen. Jedoch war sie eine „Arme", und Arme sind keine Wesen, die man mit derartigem Luxus beglücken sollte! Ich fragte, ob ich ihnen einmal pro Woche vorlesen dürfe, wurde aber an das Komitee der District Charitable Society verwiesen, um eine Erlaubnis zu erhalten, die ich auch beantragte, doch ich erhielt keine Antwort auf meinen Brief. Wenn man mich nur im Geringsten ermutigt oder gar gestattet hätte, dies zu tun, hätte ich diesen armen Frauen viele kleine Annehmlichkeiten bieten können, aber das geschah nicht. Bruder John sagte wenig, war aber von der Abwehrhaltung der Beamten ebenso schockiert wie ich; denn er war der Erste, der auf dem Heimweg davon sprach.

Ich muss hier erklären, dass indische Institutionen wie die in Frage stehende normalerweise von Regierungsbeamten geleitet werden, die neben ihrer Routinearbeit kaum Zeit haben, Mitgefühl und praktische Freundlichkeit zu zeigen. Auch das Klima spricht stark gegen philanthropische Bemühungen im Interesse unbezahlter Pflichten. Daher die Tendenz, die *Verantwortung* für die Aufsicht auf Untergebene abzuwälzen, deren Handlungen ihre Vorgesetzten unterstützen müssen, oder sich selbst mit einem hohen Maß an persönlicher Anwesenheit zu belasten. Bei einer solchen Alternative lässt sich die allgemein akzeptierte Wahl leicht erraten. Solange die Dinge nach außen hin reibungslos laufen, bezieht der Untergebene sein Gehalt, spielt die stellvertretende Rolle des großen Mannes und genießt zweifellos die wohlverstandenen Vergünstigungen solcher Ämter. Wenn eine öffentliche *Enthüllung* stattfindet, wird der hohe Beamte beunruhigt und zu einem Thema befragt, mit dem er sich nicht auf dem Laufenden gehalten hat; der Untergebene sieht mit Bestürzung die Möglichkeit, dass ihm seine direkten und indirekten Bezüge entrissen werden. Daher ärgert sich das gesamte Personal über jeden journalistischen Kommentar zu ihrer Arbeit, der nicht durchweg lobend ist, zutiefst. Alle diese Beamten handeln daher nach dem Grundsatz „ *L'état, c'est moi* ". Sie sagen: „Wenn Sie etwas zu bemängeln haben, melden Sie es mir, aber schreiben Sie nicht an die Zeitungen." Wenn der Möchtegern-Reformer gegen diesen Grundsatz verstößt, macht er sich solche Beamten zu seinen erbittertsten Feinden. In einer solch unwürdigen Kategorie haben Männer wie Dr. MacLaren , Leiter des Dehra Dun Asylum, und Mr. Ackworth und Dr. Weir aus Bombay keinen Platz; denn ihr Ziel ist nicht, Anerkennung für karitative Arbeit zu bekommen, die sie nicht leisten, sondern denen, die ihrer freundlichen Obhut unterstehen, Trost und Erleichterung zu verschaffen.

Wir wollten gerade das Armenhaus verlassen, als ich auf der gegenüberliegenden Straßenseite eine Reihe niedriger Gebäude aus rotem Backstein erblickte, die in einem kleinen Gelände eingeschlossen waren. Als ich nach dem Namen des Ortes fragte, wurde mir gesagt, es sei die Lepra-Anstalt. „Darf ich da durchgehen?", fragte ich den Leiter des Armenhauses. „Ja, wenn Sie keine Angst haben", antwortete er. „Ich bin auch Leiter der Lepra-Anstalt. Aber ich muss Ihnen sagen, dass ich noch nie eine Dame dorthin geführt habe." Ich sah Bruder John an und fragte ihn, ob er lieber draußen auf uns warten oder in die Lepra-Höhle gehen wolle. Er sagte, er würde uns gern begleiten. Also gingen wir alle. Ich hatte oft Leprakranke auf der Straße gesehen und bemitleidet, war aber noch nie zuvor mit ihnen in Kontakt gekommen.

Die Abbildung auf dieser Seite vermittelt meinen Lesern eine Vorstellung vom Leprakranken, wie man ihn auf den öffentlichen Straßen Indiens sieht. Wir werfen den armen Wesen im Vorbeigehen ein paar Kupfermünzen zu; da es in England jedoch keine Leprakranken gibt, wissen die meisten von uns wenig über die schreckliche Krankheit, an der sie leiden, und neigen daher dazu, sie als gewöhnliche Bettler zu betrachten. Ich hatte „Leben und Briefe von Pater Damien" gelesen und aus diesem kleinen Buch, das mir die Nonnen des Loretto- Klosters in Kalkutta geliehen hatten, erfuhr ich einiges über Lepra; vielleicht gerade genug, um in mir den Wunsch zu wecken, mehr zu erfahren und selbst zu sehen, wie es den Leidenden ging.

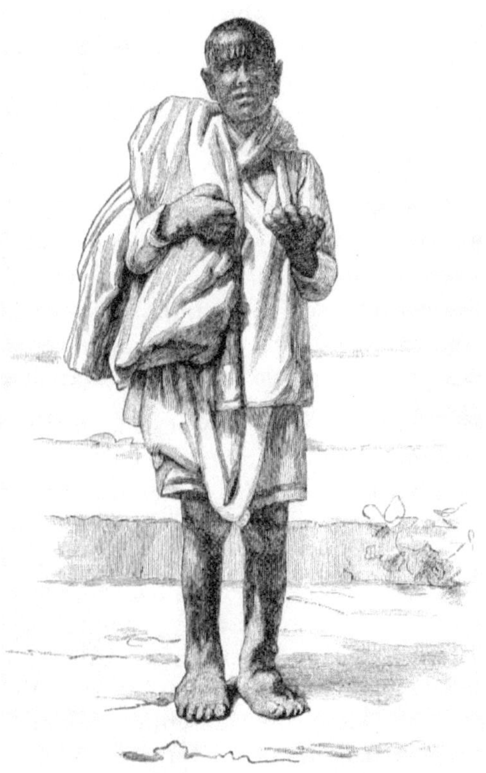

EIN AUSSÄTZIGER BETTLER.

Man führte uns in einen von einer hohen Mauer umgebenen Bereich, der aus drei langen, einstöckigen, freistehenden Backsteingebäuden bestand, die, wie man mir sagte, für die weiblichen Leprakranken bestimmt waren. Auf der anderen Seite des Geländes befanden sich drei ähnliche, durch eine Mauer getrennte Gebäude für die Männer. Als ich die paar Stufen hinaufging, die das Gebäude vom Straßenniveau abhoben, und den ersten Saal betrat, nahm ich einen „schwacher" Geruch (der für die Krankheit typisch ist) wahr, der von dort ausging. Wir betraten einen langen Raum mit Steinboden und auf beiden Seiten Reihen von Betten. Auf diesen Betten lagen oder saßen – denn von anderen Möbeln war keine Spur zu sehen – mehrere einheimische Frauen, alle mehr oder weniger bandagiert. Sie sahen mit einem erbärmlich traurigen Gesichtsausdruck zu mir auf. Eine Frau riss sich ihre Verbände ab und entblößte ein paar kranke Stümpfe, die von ehemaligen Fingern übrig geblieben waren. Es roch sehr übel an dem Ort. Die Laken auf den Betten waren verfärbt und schmutzig. die Verbände, die die Wunden dieser armen Wesen bedeckten, waren schmutzig. Ich hätte gern ein paar tröstende Worte zu ihnen gesprochen, denn ich war innerlich traurig; aber da ich die Sprache nur sehr schlecht beherrschte, konnte ich nicht mehr tun, als ein paar freundliche Gesten zu machen. Bruder John sagte ihnen, wir sollten wiederkommen, und wir wollten gerade gehen, als der Leiter sagte: „Sie haben Bridget nicht gesehen." Als er das sagte, hob er ein schmutziges Laken hoch, das an einem Stock befestigt war, der über einer Öffnung am anderen Ende des Gebäudes angebracht war, in der sich ein kleiner Raum oder eine Nische befand, und enthüllte eine schlafende weiße Frau! Ich war entsetzt, als ich eine europäische Frau in der Lepra-Anstalt fand, die nur durch ein schmutziges Laken von den Einheimischen getrennt war. Das arme alte Ding mit dem grauen Haar schlief so friedlich, dass ich den Mann anflehte, sie nicht zu stören. Als wir draußen waren, fragte ich, wer sie sei, und erfuhr, dass sie eine Irin war, die schon viele Jahre in der Anstalt lebte.

Die nächste Station, die wir besuchten, war genau nach demselben Muster aufgebaut. Darin waren, glaube ich, sieben Frauen. Der Leiter hatte viel über ein Mädchen namens Bella zu sagen, das, wie er uns erzählte, an der Umritzar Medical Mission Medizin studiert hatte, als die Krankheit bei ihr ausbrach. Die arme Bella lag auf einem schmutzigen Bett und lächelte schwach, als wir näher kamen. Ihre Finger und Zehen waren in einem schrecklichen Zustand. Die ersteren waren mit etwas Schwarzem verbunden, das wie Teer aussah. Sie trug keine Verbände und ihre armen Finger hatten große Löcher, als ob ein wildes Tier Fleischstücke aus ihnen gebissen hätte. Bella war Eurasierin und sprach daher Englisch. Ich hätte laut schreien können, als ich hilflos auf dieses junge Mädchen starrte, das in der Blüte ihrer Jugend niedergestreckt und dazu verdammt war, den Rest ihrer Tage in dieser schrecklichen Wohnstätte von Krankheit und Tod zu verbringen. „Oh, kann man denn nichts für sie tun?", fragte ich. „Nichts", antwortete der Leiter; „ich gebe ihr noch drei Jahre zu leben – höchstens drei Jahre." Es tat mir leid, dass meine Frage eine solche Antwort hervorrief, denn die arme Bella hörte sie in traurigem Schweigen. Ich wollte sie trösten, aber mir fiel nichts ein, was ich sagen könnte; es war alles so schrecklich. Ich beschloss jedoch, dass ich es selbst tun würde, da keine Frau regelmäßig dorthin kam. Ich fürchtete die Krankheit nicht; ich fühlte mich nur elend, als ich ihre armen Opfer sah. Ich wandte mich um und sprach mit einer anderen Frau in europäischer

Kleidung. Sie war eine polnische Jüdin und litt offensichtlich an einer anderen Art von Lepra, denn ihre Haut hatte die Farbe von Indigo und war sehr aufgedunsen und geschwollen, obwohl keine offenen Wunden an ihr zu sehen waren. Sie erzählte mir, dass sie verheiratet und Mutter einer Familie sei. Sie konnte sich ihren gegenwärtigen Zustand in keiner Weise erklären. Als sich die Lepra bei ihr zum ersten Mal zeigte, ließ ihr Mann sie im Stich und weigerte sich, sie zu sehen oder ihr in irgendeiner Weise zu helfen. Sie hatte ein wenig Geld gespart und war bei Ärzten in Österreich und Deutschland gewesen und hatte alle möglichen angeblichen Heilmittel ausprobiert, aber ohne Erfolg. „Hast du jetzt Geld?“, fragte ich. „Ja“, antwortete sie, „ich habe hundertfünfzig Rupien [ungefähr zehn Guineen] auf der Bank, aber ich würde lieber verhungern, als sie anzurühren. Ich bin hier eine Bettlerin, aber nach meinem Tod werde ich wieder eine Dame sein. Das Geld ist für meine Beerdigung; ich werde als Jüdin in meinem eigenen Sarg begraben.“ Ich fragte sie, ob sie ein paar Bücher zum Lesen möchten, aber sie schüttelten traurig den Kopf und sagten, dass ihre Sehkraft schnell nachlasse und das Lesen ihren Augen zu sehr weh tue. Sie versuchten, fröhlich zu sprechen, aber es war alles schrecklich traurig. Bruder John konnte sich kaum trauen, mit der armen Bella zu sprechen, während sie selbst den Tränen nahe schien. Ich betrachtete die elende Kargheit des Ortes und die einheimischen Frauen, die auf dem Boden hockten, und fragte, ob sie keine Stühle oder Waschtische oder mehr Möbel hätten, als ich sah. Sie schüttelten den Kopf. Die Jüdin zeigte auf einen kleinen Ölofen, der abgenutzt und voller Löcher war, und fragte mich, ob ich versuchen könnte, ihr einen neuen zu besorgen, da sie keinen Ofen hatte, um Wasser für ihren Tee zu kochen. Ich stellte fest, dass sie sich an einem Wasserhahn im Bereich wuschen, aber weder Badewannen noch Waschtische hatten. Die Laken auf ihren Betten sollten einmal pro Woche gewechselt werden: An ihrer Farbe war zu erkennen , dass sie nicht öfter gewaschen werden konnten. Ich möchte besonders betonen, wie wichtig saubere Bettwäsche und Unterwäsche waren, sowohl wegen der anstößigen Natur der Krankheit als auch wegen der tropischen Hitze des Klimas. In der Nische, die an diese Station angeschlossen war, fanden wir ein anderes Mädchen namens Daisy, von dem mir die Leiterin mitteilte, dass es schottischer Abstammung war, das aber als Säugling von einer Madrassi- Krankenschwester gesäugt worden war, die sich später als Leprakranke herausstellte. Ihre Gesichtszüge waren durch die Krankheit schrecklich entstellt. Ihre Finger und Zehen waren in einem ähnlichen Zustand wie die der armen Bella, und sie trug eine grüne Augenklappe. In ihrem kleinen Zimmer standen ein paar Korbstühle und ein Akkordeon, mit dem sie sich, wie mir die Leiterin erzählte, selbst beim Singen begleitete; sie habe eine süße Stimme und sang oft für die anderen Leprakranken. „An wen wenden sich diese Frauen mit ihren Bedürfnissen?“, fragte ich. „An mich“, sagte Mr. McGuire. „Ich komme einmal in der Woche

hierher." „Aber gibt es keine Frau, die sich um solche Dinge kümmert?"
„Nein", sagte er, „Frauen kommen nicht gern an solche Orte." Ich ging
traurig hinaus und sagte Daisy und den anderen, dass ich bald mit Obst,
Blumen usw. zurückkommen würde, was sie sich wünschten. Sie lächelten
traurig, als würden sie an meinem Wort zweifeln, da sie, wie ich später
herausfand, viele andere Versprechen dieser Art erhalten hatten, die nicht
eingehalten worden waren. Die arme Bella wurde von Fliegen gequält, die in
Schwärmen ihre offenen Wunden umringten. Auch der Geruch der
Krankheit war so stark, dass ich notgedrungen die ganze Zeit mit meinem
Taschentuch vor dem Gesicht herumlaufen musste. Es war ein sehr heißer
Tag, und ich hatte bitteres Mitleid mit diesen armen Leidenden, die ohne
Fächer, Lavendelwasser oder sonstige kleine Annehmlichkeiten auskamen.
Ich wäre gern aus dieser pestilenten Behausung geflohen, und doch zögerte
ich und wünschte mir in meiner Hilflosigkeit, ich hätte Gottes Kraft hinter
mir, die es mir ermöglichte, diesen armen Frauen zu sagen: „Das will ich, sei
rein." So konnte ich nur dastehen und sie traurig anstarren und mich fragen,
warum Gott seine Geschöpfe so heimgesucht hatte. Ich ging wie eine
Verwirrte durch eine andere Station, in der neun elende einheimische Frauen
waren, alle mehr oder weniger schrecklich anzusehen. „Gibt es hier keinen
englischen Arzt, der sich um die europäischen Frauen kümmert?", fragte ich.
„Nein", antwortete der Leiter. „Es gibt einen einheimischen Arzt, der
zwanzig Rupien im Monat verdient." „Wie viele Leprakranke gibt es?"
„Sechsundsiebzig." „Aber Sie haben nicht die Hälfte der Leprakranken in
Kalkutta in der Anstalt?" „Die Hälfte! Wir streifen nur die Randzone der
Lepra." „Hat die Regierung in dieser Angelegenheit nichts unternommen?"
„Bisher nicht, aber eines Tages soll eine Untersuchung eingeleitet werden,
um Unterkünfte für Leprakranke bereitzustellen. " „Dürfen sie die Anstalt
betreten und verlassen, wann immer sie wollen?" „Es gibt kein Gesetz, das
sie daran hindert", antwortete er. „Ein Leprakranker fällt ohnmächtig am
Wegesrand um, wird von der Polizei aufgegriffen und in einer Droschke
dritter Klasse in die Anstalt gebracht. Sobald seine Wunden versorgt sind, er
ein wenig zu Kräften gekommen ist und sich dazu in der Lage fühlt, geht er
wieder auf die Straße, um zu betteln. Die Europäer gehen nicht hinaus."

Dann fragte er uns, ob wir die Männer sehen wollten, und als wir bejahten,
führte er uns auf die gegenüberliegende Seite des Geländes, durch eine Tür
mit der Aufschrift „Männerstation" und in drei Gebäude, die genau denen
ähnelten, die wir gerade verlassen hatten. Wir gingen schweigend durch die
erste Station, die mit armen, kranken Exemplaren der Menschheit gefüllt war.
Die Hitze und der Geruch des Ortes und die schmutzigen Laken und
Fliegen, die diese armen Leprakranken umgaben, waren ein Anblick, den ich
nie, nie vergessen werde. Ein armes, halbnacktes Geschöpf saß in einer Ecke
und versuchte, einen Verband um seine Beine zu richten, was für ihn, mit
nur einem oder zwei Stümpfen anstelle von Fingern, keine leichte Aufgabe

war. Mein erster Impuls war, den schmutzigen Lappen für ihn zu richten; aber ich erinnerte mich plötzlich daran, dass der Kontakt mit dieser schrecklichen Krankheit für mich möglicherweise tödlich sein könnte, also ging ich weiter. In der nächsten Station, die noch schmutziger war als alle, die ich zuvor besucht hatte, drängten sich die einheimischen Leprakranken so dicht wie möglich zusammen. Ein schrecklicher Geruch durchdrang den Ort. Hier und da hingen Fetzen schmutziger, fleckiger Verbände herum. Auf dem Boden lag, zusammengerollt auf einem Stück indischer Matte, der Körper eines Mannes im Endstadium der Lepra. Er hatte mir den Rücken zugewandt, und obwohl ich ein Wort mit ihm sprach, gab er kein Zeichen, keine Bewegung. Ich stand da und betrachtete ihn in seinem Elend. Seine armen Knochen ragten fast durch seine Haut, die wie Pergament über seinen Körper gezogen war. Er stöhnte laut, als ob er Qualen litte, und befeuchtete ab und zu seine ausgetrockneten Lippen mit der Zunge. Es war kein Freund oder Pfleger in der Nähe, der ihm einen Tropfen Wasser geben konnte. Alle seine Leidensgenossen in den Stationen schienen auf das Ende zu warten. Ich fragte, ob man ihm Wasser geben könne, aber mir wurde gesagt, man solle ihn lieber in Frieden sterben lassen. Er war ein Eingeborener, und Männer seiner Kaste würden, glaube ich, keinen Schluck Wasser aus den Händen eines Europäers oder aus einem europäischen Wassergefäß annehmen: Ich weiß nicht, ob die Qualen, die er erduldete, ihn dazu gebracht hätten, seine Kaste zu verlassen. Der arme Kerl, er trug unser tiefempfundenes Mitgefühl mit sich auf seine Reise in das unbekannte Land, sowie unseren Willen, ihm zu helfen, wenn wir es irgendwie hätten tun können. Er starb, wie man mir sagte, wenige Stunden, nachdem wir die Anstalt verlassen hatten. Bei ihm wurden etwa sechs Pence in Kupfermünzen gefunden, die ordnungsgemäß den Behörden übergeben wurden, die ihn nach dem Brauch seiner Rasse begruben.

In dieser Station gab es drei englischsprachige eurasische Leprakranke. Ein Mann bat um mein Beileid wegen eines Besitzes, der nach dem Tod seiner Mutter dem Staat zugesprochen worden war, von dem er jedoch behauptete, er habe ihm tatsächlich gehört. Er hatte darum gekämpft, den Besitz zu behalten, und hatte eine lange Petition an Lord Dufferin gerichtet , den damaligen Vizekönig von Indien. Da er seine Legitimität jedoch nicht beweisen konnte, wurde ihm mitgeteilt, dass nichts für ihn getan werden könne. Ich fand ihn als einen kultivierten, gut ausgebildeten Mann, der die Werke von George Eliot und alle gut geschriebenen Romane sehr gern las.

Die anderen sind zwei eurasische Jungs, die Cousins sind. Einer ist etwa 22, der andere 10 Jahre alt. Ich empfand großes Mitleid mit dem armen Kind, das von allen abgeschnitten und dazu verdammt ist, seine besten Tage an diesem schrecklichen Ort zu verbringen. Er ist ein hübscher Junge mit einem strahlenden Gesicht und einem süßen, freundlichen Wesen. Er zeichnet und malt gern, was er bemerkenswert gut kann. Seitdem hat er oft Hunde, Kühe und verschiedene Tiere gezeichnet und sie auf seinem Bett ausgebreitet, damit ich sie sehen und bewundern kann. Tatsächlich waren einige davon so gut ausgeführt, dass ich sie gern meinen Freunden gezeigt hätte, wenn es sicher gewesen wäre, sie anzufassen. Die Lepra war gerade erst im Gange; es waren keine Wunden zu sehen, aber seine Finger waren gekrümmt und er hatte ein paar bedrohliche Flecken auf seinem Körper. Sein Cousin ist Leprakranker in einem fortgeschritteneren Stadium, daher könnte man daraus schließen, dass die Krankheit vererbt wurde. Ich weiß nicht, wie er es schaffte, so gut zu zeichnen und zu malen , denn es gab weder einen Stuhl noch einen Tisch in der Station, also muss er das Bett als Tisch benutzt und in kniender Position gearbeitet haben.

Bruder John und ich fuhren schweigend von der Lepraanstalt nach Hause, da unsere Herzen zu voll für Worte waren. Es schien schrecklich, dass Männer und Frauen mitten in dieser überfüllten Stadt wie in einem lebendigen Grab leben sollten. Noch dazu Frauen meiner eigenen Kaste und meines Landes, die allein gelassen wurden, um ohne einen Freund auf der Welt zu sterben. Eine Dame, Mrs. Grant, die Oberin einer als Militärwaisenschule bekannten Anstalt in Kidderpore , hatte sie gelegentlich besucht; aber als ich das erste Mal dorthin kam, waren vier Monate vergangen, ohne dass sie sie gesehen hatten. Ich bin sicher, dass dies nicht ihre Schuld war, da sie viele andere Pflichten zu erfüllen hat und das indische Klima es einem selten erlaubt, über einen längeren Zeitraum gesund zu bleiben. Die Männer, die armen Dinger! hatten keinen Besucher gehabt, der ihnen praktisch helfen konnte. Mr. Hall, der Geistliche des Bezirks, pflegte an bestimmten Sonntagen in der kleinen Kirche, die an die Lepraanstalt angeschlossen war, Gebete vorzulesen; aber die Leprakranken schätzten bloße Worte nicht. Seine Frau, Mrs. Hall, begann, die einheimischen Leprakranken zu besuchen, nachdem ich Artikel in unserer Zeitung veröffentlicht und eine beträchtliche Summe für die Sache gesammelt hatte, die mir am Herzen lag. Doch obwohl sie an die Einheimischen Blumen verteilte, verzichtete sie stets darauf, den europäischen und eurasischen Frauen welche zu geben, die solche Geschenke sehr geschätzt hätten.

KAPITEL III.
DER BERICHT, DEN ICH GESCHRIEBEN HABE – BRIDGET – EIN OFFIZIELLER BESUCH BEI DEN AUSSÄTZIGEN.

Als ich aus der Anstalt nach Hause kam, suchte ich sofort meinen Mann auf, um ihm alles zu erzählen, was ich gesehen hatte, und ihn zu bitten, mir dabei zu helfen, etwas für die Leprakranken zu tun. Leider war er nicht da, und da sonst niemand im Haus war, versuchte ich, meinen kleinen Jungen für das Schicksal des armen Leprakranken zu interessieren, den ich gerade gesehen hatte. Sein kindliches Gehirn konnte nicht ganz begreifen, was ich meinte; aber er verstand genug, um mir sein Sammelalbum anzubieten und mir seine Spieluhr und andere Dinge zu versprechen, die alle am nächsten Tag ordnungsgemäß dem armen kleinen Leprakranken übergeben wurden.

Den ganzen Tag konnte ich nichts anderes tun, als über das nachzugrübeln, was ich gesehen hatte. Am Abend, als ich die Vorfälle noch frisch im Gedächtnis hatte, setzte ich mich hin und schrieb einen Bericht darüber für unsere Zeitung. Das erregte den Zorn der Verantwortlichen der Einrichtung, die die Verantwortung für die Pflege der Leprakranken übernommen hatten. Ich beschrieb genau, was ich sah und roch. Wenn ich nicht die Wahrheit geschrieben hätte, hätte Bruder John, der bei mir war, meine Aussagen korrigiert, als er in dieser Angelegenheit darauf angesprochen wurde, statt sie öffentlich zu bestätigen, wie er es später tat. Mein Mann verstand meinen Wunsch, den Leidenden zu helfen, und schätzte ihn sehr, und wir kamen am nächsten Tag in die Anstalt und boten Obst, Blumen, Fächer, Duftstoffe, Kekse, Marmelade, sauberes Leinen für Verbände, Laken, Unterwäsche und so viele andere Dinge an, wie mir einfielen. Diese Dinge wurden von den armen Frauen unter Tränen entgegengenommen, darunter auch von Bridget, die ich jetzt zum ersten Mal sehen konnte. Mr. McGuire war nicht erfreut über mich. Er sagte, sie hätten alles, was sie brauchten, und als ich den Frauen sagte, ich solle versuchen, genügend Geld aufzutreiben, damit jede von ihnen eine Rupie pro Woche für zusätzliche Wäsche usw. hätte, teilte er mir mit, dass die Jüdin Geld auf der Bank habe und mein Geld nicht benötigt würde. Ich wusste zufällig von diesem Geld und wusste, wofür es aufbewahrt wurde, also ließ ich seine Bemerkungen schweigend durchgehen. Bridget war ein seltsamer und merkwürdiger Anblick, als ich sie zum ersten Mal sah. Sie trug einen kurzen schwarzen Unterrock, der ihr bis knapp unter die Knie reichte, und eine schmutzige Baumwolljacke, die einmal weiß gewesen war. Sie hatte offensichtlich lange nicht gebadet, denn ihr Gesicht und ihr Hals waren schmutzig. Ihre nackten Füße waren geschwollen, aber sie hatte keine Leprageschwüre und auch keine Verformungen an Fingern oder Zehen. Als sie hoch über mir stand, eine große, hagere, ausgehungerte Frau, bemerkte ich einen wilden, ruhelosen Blick in ihren Augen, der mir wie eine Art

Herausforderung vorkam. Auf einem Tisch neben ihr lagen einige alte Brotlaibe, von denen die Krume vollständig aufgegessen war, so dass nur noch die äußere Kruste übrig war, die sie wegen fehlender Zähne nicht hatte essen können. In einer Schüssel war auch etwas saure Milch. Ich erkundigte mich und fand heraus, dass ihre Ernährung aus Brot, Milch und etwas grobem Zucker bestand und dass sie die Insassen um Curry- oder Linsenstücke und Reis erbettelte . Es scheint, dass es im Leprakrankenhaus von Kalkutta eine Milchdiät gibt, auf die Bridget gesetzt wurde, und die aus 22 Unzen Brot und einem Liter Milch täglich und etwas Zucker bestand, und eine Fleischdiät ; letztere reichte für einen Erwachsenen aus, erstere jedoch nicht. Bridget konnte zwischen den beiden Diäten wählen, und da sie nicht auf ihre Milch verzichten wollte, was sie tun musste, wenn sie sich für die Fleischdiät entschied, entschied sie sich für die Milchdiät. Die Regeln des Ortes waren nicht flexibel genug, um eine Milchdiät mit Fleisch zuzulassen. Um Leib und Seele zusammenzuhalten, musste Bridget daher die anderen Insassen um Essen anbetteln. Als ich sie fragte, warum sie nicht gebadet habe, antwortete sie, es gäbe keinen Ort, an dem sie baden könne. Draußen stand ein Backsteingebäude, das offensichtlich für die Nutzung durch einheimische Frauen und ohne Rücksicht auf die Bedürfnisse der Europäer errichtet worden war. Dieses Gebäude war in drei kleine Abteile unterteilt, in denen sich jeweils ein Wasserhahn und ein Abfluss befanden. Türen jeglicher Art gab es nicht. Ich muss hier erklären, dass der Wasserhahn und nicht die bequemere Badewanne aus hygienischen Gründen gewählt wurde. Der Boden war aus Stein oder Beton, und die Wand davor, die die Badeabteile vor Blicken abschirmte, war an beiden Enden offen. Meine Leserinnen werden verstehen, wie abstoßend es für die Gefühle weißer Frauen ist, an einem Ort zu baden, an dem sie nicht völlig vor Beobachtungen geschützt sind, nicht einmal vor denen ihres eigenen Geschlechts; eine Bedingung, die im Leprakrankenhaus von Kalkutta nicht erfüllt werden kann. Bridget, die in Irland mit einem gewissen Anstandsgefühl aufgewachsen war, wollte unter diesen Umständen nicht baden und verzichtete daher auf ein Bad.

Nachdem ich diese Entdeckung gemacht hatte, konnte ich nicht ruhen, bis ich Herrn Lambert, dem Polizeipräsidenten, einen Brief geschrieben und um ein Gespräch gebeten hatte. Er entsprach meiner Bitte und vereinbarte einen Termin für meinen Besuch in seinem Büro. Er war ein typischer Beamter, dessen Routineaufgaben ihm nur wenig Raum für persönliches Mitgefühl ließen. Ich schilderte ihm den Zustand der Lepraanstalt genau so, wie ich ihn vorgefunden hatte. Er war nicht sehr zufrieden mit mir, bemerkte aber abschließend, dass er und Richter Prinsep , der Präsident der Bezirkswohltätigkeitsgesellschaft, am nächsten Morgen in die Lepraanstalt fahren würden und dass er sich freuen würde, wenn ich ihnen dann die schmutzigen Laken zeigen würde, die in meinem Artikel beschrieben wurden, der in unserer Zeitung erschienen war. Ich war von Herrn Lamberts offiziellem Benehmen zu sehr beeindruckt, um ihm die Sinnlosigkeit eines solchen Unterfangens klarzumachen; denn selbst der felsenfesteste Verfechter der Arglosigkeit der menschlichen Natur hätte gewusst, dass die Laken, die der bevorstehenden Prüfung unterzogen werden sollten, nach allem, was über ihren früheren Zustand geschrieben und gelesen worden war, sich so weit wie möglich durch peinliche Reinheit auszeichnen würden . Da ich jedoch in der Lage war, für die kleinste Gnade dankbar zu sein, nahm ich Mr. Lamberts Angebot an und fuhr am nächsten Morgen mit meinem Mann zur Anstalt. Mr. Prinsep , der, wie ich glaube, noch nie zuvor dort gewesen war, schien sich zu amüsieren, als er mich sah, und war nicht geneigt, die Untersuchung ernst zu nehmen. Zweifellos war die Anstalt aufgrund meines Artikels gründlich gereinigt worden ; die Laken waren sauber und die Einrichtung aufgeräumt. Mr. Lambert wandte sich ohne ein Lächeln zu uns und sagte, er sehe keinen Grund zur Klage und die Einrichtung sei sauber. In diesem Moment sah ich einen sterbenden Leprakranken auf einem schmutzigen Bett liegen, dessen Laken mit Blut- und anderen Stoffflecken bedeckt waren. Ich machte Mr. Lambert darauf aufmerksam, der den Mann fragte, wie oft seine Bettwäsche gewechselt würde. „Wir haben alle acht oder neun Tage ein sauberes Laken", antwortete der Mann auf Englisch. In unserer Zeitung hatte ich die Zeit mit einmal pro Woche angegeben, es war also sogar noch länger, als ich gesagt hatte. Als wir draußen waren, gesellte sich Mr. Prinsep zu uns und wir gingen in Bridgets Zimmer. Ich fragte Mr. Prinsep , ob er 22 Unzen Brot, einen Liter dünne Milch und 4 Unzen groben Zucker pro Tag für ausreichend für sie hielte. Er wandte sich mir zu und sagte, er halte das sicherlich für ausreichend. Ich konnte nicht anders, als seinen stämmigen und wohlgenährten Körper anzusehen und ihn mit dem der dünnen, ausgehungert aussehenden alten Irin zu vergleichen, die an der Tür stand und ihm eine Schüssel mit verdünnter Milch zur Besichtigung anbot.

Meine Leser können sich vorstellen, dass ich angesichts so viel Widerstands langsam den Mut verlor. Während diese Personen den Waschbehälter inspizierten, in dem die Kleider der Leprakranken gewaschen wurden, ging ich in Daisys Zimmer, versammelte die drei englischsprachigen Leprakranken – Bella, Daisy und die Jüdin – um mich und bat sie, laut zu sprechen und diesen Herren zu erzählen, dass sie eine weibliche Pflegerin, Waschtische und einen Ort brauchten, an dem sie ungestört baden könnten, sowie von dem schlechten Essen, über das sie sich bei mir beschwert hatten. Die armen Dinger sagten, sie würden es tun, aber als die drei strengen Männer vor ihnen standen und Mr. Lambert in seinem strengsten Polizeiton fragte, was sie zu beklagen hätten, kauerten sich die elenden Leprakranken auf den Boden und schwiegen! Welche „Beschwerden" wagten sie zu äußern? Wussten sie nicht, dass solche Männer die Macht hatten, sie, krank und mittellos wie sie waren, jederzeit auf die Straße zu treiben? Der Schrecken und die Schande einer europäischen Leprakranken, die auf der Straße bettelte, war eine Vorstellung, die sie niemals tolerieren konnten – alles andere als das. Einheimischen Leprakranken wird ein gewisses Maß an Mitgefühl entgegengebracht, aber Europäer, die auf ähnliche Weise erkrankt sind, werden eher als wilde Tiere denn als Menschen betrachtet. Hätten sie unter diesen Umständen ein Wort der Klage äußern können? Natürlich nicht. Für mich als Engländerin war der Anblick dieser drei Leprakranken, die vor genau den Männern kauerten, die sich der Welt gegenüber als ihre Freunde und Wohltäter ausgaben, ein Anblick, der jedes Gefühl in mir zur Rebellion weckte! Aber schließlich wurde ich nur als eine aufdringliche Einheit betrachtet, deren Tadel oder Lob Personen mit Rang und Namen völlig gleichgültig war; doch wer weiß, ob nicht ein barmherziger Gott im Himmel, der Vater der Waisen und Leidenden, dem alle Herzen offen stehen, nicht jeden von uns, der an diesem Tag vor ihm stand, gesehen und verurteilt hat? Vielleicht war es dieser Gedanke, der mich dazu brachte, meine Zunge zu zügeln und keine starken Worte zu äußern. Jedenfalls gelang es mir, meine Gefühle ausreichend zu beherrschen, um ruhig mit Mr. Lambert zu sprechen, ihm das Badehaus zu zeigen und ihn als Mann, der selbst Töchter hatte, zu fragen, ob er es für ein angemessenes Badezimmer für europäische Frauen hielte. Als Mr. Lambert in das Badehaus schaute, sah er eine Eingeborene baden und zog sich verwirrt zurück. Ich machte eine Bemerkung über den ungeschützten Zustand der europäischen Frauen, die gezwungen waren, an diesem Ort zu baden, der in einem Bereich lag, in dem sich gewöhnlich einheimische männliche Ankleider, Wäscher , Köche und andere aufhielten, und schlug vor, dass es wünschenswert wäre, in einer der Badeabtrennungen eine Tür einzubauen, die mit einer Badewanne ausgestattet und für europäische Frauen reserviert sein sollte, die es nicht gewohnt sind, wie die Eingeborenen zu baden. Man teilte mir mit, dass derartige Ergänzungen völlig überflüssig seien und dass alle Anforderungen an Privatsphäre und Komfort der Badeeinrichtungen erfüllt würden, wenn die Enden der Außenwand abgerundet oder nach innen gebogen wären, anstatt gerade zu sein. Dies wurde getan, aber bis zum Zeitpunkt der Niederschrift dieses Artikels wurden weder Türen noch Badewannen für Daisy, Bella oder die Jüdin bereitgestellt, die ihre täglichen Waschungen so gut wie möglich unter dem Wasserhahn vornehmen müssen. Ich möchte erwähnen, dass es in dieser Anstalt überhaupt keine Vorkehrungen gab, den Patienten ein warmes Bad zu geben.

KAPITEL IV.
ZEITUNGSKRITIK – „WAHRHEIT" UND MR. PRINSEP – „DIE KÖNIGIN".

Wie ich bereits erwähnt habe, machten die Bemerkungen, die ich über das Leprakrankenhaus in Kalkutta schrieb, die ehrenamtlichen Beamten dieser Einrichtung „wütend", weil sie als bloße *Angeber „entlarvt" wurden (was eine notwendige Folge des Anscheins eines wahren Berichts über diese Einrichtung war) und nicht als Arbeiter, wie sie gern vor der Regierung erschienen wären, von der sie Gehalt bezogen und Beförderungen erwarteten. Da Herr* Prinsep der Leiter der Einrichtung war und sie meines Wissens nie besucht hatte, außer anlässlich des offiziellen Besuchs, den ich im vorigen Kapitel beschrieben habe, war er natürlich mein erbittertster Gegner. Daher erschien der folgende Auszug in *Truth* vom 10. Juli letzten Jahres:

Am 15. Mai wurde in *Truth* auf einen beklagenswerten Bericht über die Lepra-Anstalt in Kalkutta verwiesen, den Mrs. Alice Hayes in einer Lokalzeitung namens *Hayes' Sporting News veröffentlicht hatte* . Ich habe nun von Richter Prinsep , dem Präsidenten der District Charitable Society, die die fragliche Anstalt verwaltet, einen Brief erhalten, in dem der Verfasser erklärt, die Aussagen in *Hayes' Sporting News* „entbehrlich und lediglich die nachlässigen und ungenauen Berichte einer hysterischen, verantwortungslosen Frau sind, die auf Ruhm aus ist". Richter Prinsep geht nicht im Einzelnen auf alle Aussagen ein, stellt jedoch fest, (1) dass nur in einem der sechs Gebäude „überhaupt von Überbelegung ausgegangen werden kann"; (2) „dass die medizinische Versorgung angemessen ist"; (3) „dass eine Person, die von Mrs. Hayes als einheimischer Arzt bezeichnet wird, der ‚Compounder' ist;" und (4) dass er, wenn es sich lohnte , „alle Aussagen von Mrs. Hayes in gleicher Weise widerlegen könnte". Er schickt mir auch die Kopie eines Briefes, der im Namen der Geschäftsleitung an die Lokalpresse gerichtet war; doch finde ich hier ebenso sehr ein Eingeständnis der Anklage wie ein Abstreiten. Ich stelle weiterhin fest, dass Mrs. Hayes in späteren Artikeln in *Hayes' Sporting News* an ihren ursprünglichen Aussagen festhält und darauf hinweist, dass viele davon unbeantwortet oder nicht beantwortbar sind. Es ist mir aus zeitlicher und räumlicher Sicht unmöglich, näher auf die Angelegenheit einzugehen, aber ich habe den Eindruck, dass die beleidigenden Ausdrücke von Richter Prinsep gegenüber Mrs. Hayes völlig ungerechtfertigt sind und dass diese Lepraanstalt durch das Licht, das nun darauf geworfen wurde, wahrscheinlich umso besser dastehen wird.

Mr. Prinsep war Anwalt (er war Richter am Obersten Gerichtshof von Kalkutta) und kannte die alte juristische Maxime: „Wenn Sie keine Chance haben, beschimpfen Sie die Gegenseite." Folglich waren seine starken Worte – so unpassend sie auch für einen Mann in seiner hohen offiziellen Position und an eine Frau gerichtet waren – ein überzeugender Beweis dafür, dass die Worte, die ich geschrieben hatte, wahr waren. Seine Behauptung, ich hätte mich bei der Bezeichnung des Arztes geirrt, beweist, wie sehr er sich bemühte, etwas zu finden, das er widerlegen konnte; denn die Tatsache, dass ein „Compounder" einen niedrigeren Rang hatte als ein „einheimischer Arzt", machte meinen Fall umso stärker.

Labouchere nicht nur einen freundlichen Klaps auf die Schulter , sondern am 22. November des folgenden Jahres erschien in *der Queen* auch ein äußerst mitfühlender Artikel unter der Überschrift „Die Arbeit einer Dame unter Leprakranken". Darin hieß es:

Eine Korrespondentin aus Kalkutta schreibt: „Vielleicht interessiert es Ihre Leser, was eine Frau für die Leprakranken im Leprakrankenhaus von Kalkutta getan hat. Mrs. Alice Hayes, Korrespondentin einer lokalen Wochenzeitung mit dem Titel *Hayes' Sporting News* , die von ihrem Mann Captain Horace Hayes herausgegeben wird, hat vor kurzem begonnen, in der Zeitung ihres Mannes eine Artikelserie über Wohltätigkeitsorganisationen in Kalkutta zu schreiben, die sie zu diesem Zweck alle besucht hat, darunter auch das Leprakrankenhaus von Kalkutta. Sie fand dort an die siebzig begrabene Leprakranke vor – Männer und Frauen und ein oder zwei Kinder. Unter den Insassen sind einige eurasische und europäische Männer und Frauen. Letztere scheinen, nach Mrs. Hayes' Berichten, mit den Annehmlichkeiten des Lebens nicht sehr ausgestattet zu sein. Zwei der Frauen waren Schülerinnen einiger unserer großen öffentlichen Schulen, bevor die Krankheit ausbrach, und wurden hier von ihren Eltern und Freunden versteckt, die einen solchen Besuch vor den Blicken der Welt verbergen wollten. Mrs. Hayes war sehr berührt von der traurigen Einsamkeit dieser armen Geschöpfe und beschreibt ihren Zustand in dem zuvor erwähnten Artikel sehr anschaulich. Sie bittet die Öffentlichkeit um Mithilfe bei der Einrichtung eines kleinen Fonds, um ihnen kleine Annehmlichkeiten zu bieten, die die Anstalt bisher nicht zur Verfügung gestellt hat, wie ausreichend Kleidung, Laken, Waschtische, Obst, Marmelade, illustrierte Zeitungen usw. Sie schlägt vor, die Anstalt jede Woche persönlich zu besuchen und die kleinen Gaben unter den Betroffenen zu verteilen. Ihr Aufruf wurde sehr großzügig beantwortet und ihr wurden Geld, Kleidung usw. geschickt. Auch erfüllt sie Woche für Woche edelmütig ihre selbst auferlegte Mission, indem sie zu diesen armen Ausgestoßenen geht und ihre Einsamkeit mit munteren Gesprächen und Neuigkeiten aus der Außenwelt aufheitert und jedes Mal eine Erinnerung an ihre freundliche Anwesenheit hinterlässt. Lepra nimmt in unserem tropischen Klima seine abscheulichste Form an und viele der Bewohner unserer Lepra-Anstalt befinden sich in einem sehr fortgeschrittenen Stadium der Krankheit. Der Anblick, wie ihn andere beschreiben, die vielleicht aus

Neugier oder Mitleid dorthin gelockt wurden, ist genug, um jeden Menschen zu erschrecken . Ich glaube kaum, dass jemand einen zweiten Besuch abstattet, wie gut die Absicht auch sein mag. Mrs. Hayes hingegen hat, wie ich bereits sagte, keinen einzigen Dienstag versäumt, ihre armen, leidenden Mitmenschen zu besuchen. Wir lesen mit Bewunderung von den Taten von Florence Nightingale, Schwester Dora, Schwester Gertrude, und ich denke, wir sollten dieser Liste den Namen unserer tapferen jungen Bürgerin, Mrs. Alice Hayes, hinzufügen, deren Freundlichkeit und Mut in Indien sicherlich beispiellos sind."

Ich wurde in den indischen Zeitungen stark kritisiert. Die Zeitungen in Kalkutta, die weitgehend von der Unterstützung der örtlichen Beamten abhängig sind, vertraten hauptsächlich den Grundsatz, dass der König nichts falsch machen kann; während die Zeitschriften, die frei vom offiziellen Einfluss Kalkuttas waren, in der Regel auf meiner Seite standen. Das Ergebnis war jedoch günstig ; denn Abonnements aus allen Teilen Indiens flossen in unseren Fonds, der, wie ich sehr bedauerlich sagen muss, seit unserem Weggang aus dem Osten zurückgegangen ist. Da ich nun persönlich keine Unterstützung mehr anregen kann, tue ich mit diesem Buch das Nächstbeste.

KAPITEL V.
BEMÜHUNGEN ZUM TROST – UNSER ABONNEMENTFONDS – VERBESSERUNGEN.

Nach vielen Schwierigkeiten gelang es mir, jeder der Leprakranken einen kleinen, emaillierten Waschtisch zu geben ; aber die Beamten stießen bei meinen Bemühungen, ihre Leiden irgendwie zu lindern, auf großen Widerstand. Daisy, die mit mir über das Badezimmer sprach, sagt, sie hänge ein Handtuch vor die Tür und sichere sich so ihre Privatsphäre; aber das ist bestenfalls ein armseliger Behelf. Da keine weibliche Pflegerin zur Verfügung stand, die sich um die persönlichen Bedürfnisse dieser armen Frauen kümmern konnte, die aufgrund ihrer Krankheit elend hilflos sind, dachten wir uns einen Plan aus, wie wir eine einheimische Frau dazu bringen könnten, sie zu bedienen. Inzwischen war mein Artikel, der, wie ich erklärte, geschrieben worden war, als ich mich noch frisch und lebhaft an die Szene erinnerte, die sich mir bei meinem ersten Besuch in der Lepraanstalt bot, in unserer Zeitung erschienen und hatte gute Ergebnisse erzielt. Pakete mit Wäsche, Büchern, Seife, Tee und verschiedenen Dingen wurden mir zusammen mit Abonnements im Wert von über Rs . geschickt. 800. Davon schickten wir einen Scheck über 192 Rs . an das Komitee der District Charitable Society mit der Bitte, für die weiblichen europäischen und eurasischen Insassen der Lepra-Anstalt eine weibliche Pflegerin mit einem Gehalt von 8 Rs . monatlich für zwei Jahre bereitzustellen. Ich bin froh, mitteilen zu können, dass dieses Geld vom Komitee angenommen und die Pflegerin beschafft wurde. Wir lasen in einer Lokalzeitung einen Bericht über Dr. Unnas neues Lepra-Medikament, das von Dr. Milton, dem leitenden Chirurgen des St. John's Hospital for Diseases of the Skin in London, wärmstens empfohlen worden war, und leiteten sofort aus unserem Lepra-Fonds einen Scheck über 250 Rs . an das Komitee der DCS weiter mit der Bitte, das Geld für die Beschaffung des Medikaments aus England und für eine faire Erprobung in der Lepra-Anstalt in Kalkutta zu verwenden, zusammen mit dem Versprechen, zu diesem Zweck weitere 250 Rs . zu überweisen, falls dies erforderlich sein sollte. Dieses Geld wurde nach einigen Diskussionen angenommen und eine Bestellung für das Medikament nach England geschickt. Ich darf nicht vergessen zu erwähnen, dass wir in unserem Brief an das Komitee darauf hingewiesen haben, dass es ratsam sei, das neue Medikament hier von einem englischen Arzt testen zu lassen. Ich hatte mir das Vertrauen der Öffentlichkeit gesichert, die mit meiner Arbeit sympathisierte und mir von Zeit zu Zeit verschiedene Geldbeträge schickte. Die monatlichen Beiträge zu unserem Leprafonds beliefen sich auf 40 Rupien . Mit dieser Summe konnte ich wöchentlich 10 Rupien für Annehmlichkeiten für die weißen Leprakranken ausgeben. Ich gab jeder von ihnen eine Rupie und gab die restlichen sechs Rupien für Marmelade, Obst,

Kekse, Lavendelwasser, Blumen usw. aus, wobei ich immer ein paar Rupien zurückbehielt, die ich in Kupfermünzen umtauschte und jeder einheimischen Leprakranken so viele gab, wie ich mir leisten konnte. Meine wöchentlichen Besuche im Leprakrankenhaus wurden immer in Begleitung von Bruder John gemacht, der jeden Dienstag mit mir ging und der mein treuester und aufrichtigster Helfer bei dieser Arbeit war. Wir hatten zunächst mit viel Widerstand seitens der Beamten zu kämpfen. Wir durften die Anstalt nicht besuchen, ohne den Leiter zu rufen , und durften den Leprakranken nichts geben, ohne dass unsere Geschenke vorher durch seine Hände gingen. Ich fand diese Regelung äußerst unangenehm, denn unter meinen Geschenken an diese armen, freundlosen Frauen befanden sich Dinge, die normalerweise nicht durch die Hände eines Mannes gehen dürfen, und außerdem wollte ich oft allein mit den Frauen sprechen, und die Anwesenheit des Leiters war in keiner Weise wünschenswert. Da ich völlig machtlos war, die Männer im Komitee zu bewegen, die mich als Feind betrachteten, dem man auf Schritt und Tritt ausweichen und den man verhöhnen und verspotten musste, wandte ich mich über unsere Zeitung an die Öffentlichkeit, was dazu führte, dass mehrere empörte Briefe von Sympathisanten in den lokalen Tageszeitungen erschienen. Dies führte zu einem Frontwechsel. Mrs. Smith, der Oberin des Armenhauses gegenüber der Anstalt, wurde gesagt, sie solle mich bei meinen Besuchen begleiten und die Geschenke, die ich mitbrachte, an die Leprakranken verteilen. Ich bemerkte auch, dass in der Anstalt einige Verbesserungen vorgenommen worden waren. Bridgets Zimmer war durch eine hölzerne Trennwand vollständig von der Eingeborenenstation abgetrennt; ein Badezimmer aus Matten und Bambus war für ihren besonderen Gebrauch in der kleinen Veranda hinter ihrem Zimmer eingerichtet worden. Auch die Ernährung der Leprakranken hatte sich geändert, und Bridget bekam zusätzlich zu Brot und Milch ein wenig Curry und Reis. Die Leute, die immer bereit sind, die Motive anderer völlig falsch zu interpretieren, waren fleißig und hatten Bridget und den anderen erzählt, ich hätte sie nur als „Modeerscheinung" aufgenommen und würde sie so schnell wieder fallen lassen, wenn ich ihrer überdrüssig würde. All dies wurde mir von den Leprakranken selbst gebührend wiederholt, die begonnen hatten, ihre wöchentliche Rupie für den Zeitpunkt zurückzulegen, an dem die Versorgung eingestellt würde. Natürlich war ich verletzt und betrübt, dass die Leute so unfreundlich sein konnten, den armen Leprakranken so etwas zu sagen, und versuchte Bridget klarzumachen, dass ich mich, solange ich gesund und stark in Kalkutta bliebe, durch nichts davon abhalten lassen würde, ihnen meinen wöchentlichen Besuch abzustatten, und dass Bruder John versprochen hatte, die Arbeit zu übernehmen, wenn ich dazu nicht in der Lage wäre und keine Frau da wäre. Das befriedigte die alte Frau einigermaßen. Sie dachte eine Weile nach und sagte dann: „Ja, ich glaube, Sie sagen die Wahrheit, denn Sie haben Ihre Versprechen immer gehalten. Ich bat Mrs. ——, mir ein paar Ablenkungsmanöver mitzubringen, und sie versprach, sie würde es tun; aber sie kamen nie. Als ich Sie darum bat, brachten Sie sie. Außerdem kam einmal – nur einmal – ein junger Geistlicher hierher und versprach, mir ein paar Bilderbücher zu schicken, aber er schickte sie nie; Sie sehen also, dass wir heutzutage nicht viel Vertrauen in die Leute haben: Wir glauben ihnen nur, wenn wir sehen, dass sie ihre Versprechen halten." Ich fand Daisy, die Jüdin, und Bella oft zusammen in Daisys kleinem Zimmer, wo sie über ihre Leiden sprachen. Leiden und Kummer haben mindestens zwei dieser Frauen in den heiligsten Banden der Freundschaft und Liebe miteinander verbunden. Eines Tages fand ich sie sehr deprimiert. Ich weiß nicht, was passiert war: Ich glaube, es gab Ärger mit den Beamten. Was auch immer es war, sie hatten Angst, mir mehr zu erzählen, als dass es ihnen verboten worden war, über ihre Ernährung und Behandlung zu sprechen, da ich Artikel über ihren Zustand in unserer Zeitung veröffentlicht hatte. Als ich ihnen sagte, dass Geld für das neu empfohlene Medikament für sie nach England geschickt worden war, waren sie entzückt; sie stellten mir viele Fragen, wie es aussah, wann es ankommen würde, ob ich dachte, es würde ihnen guttun, und viele andere, die ich nicht beantworten konnte.

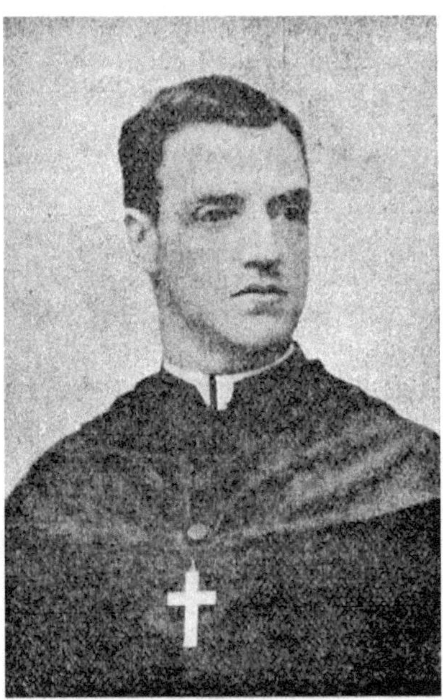

BRUDER JOHN.

Um die schreckliche Vernachlässigung zu zeigen, die in dieser Lepraanstalt hinsichtlich der medizinischen Versorgung herrschte, möchte ich erwähnen, dass die Patienten in der Obhut eines einheimischen „Mischlings" waren (siehe Mr. Prinseps Anmerkung auf Seite 35). Obwohl Bridget, die alte Irin, von den Beamten der Anstalt als Leprakranke angesehen wurde, bezweifelten mein Mann und ich die Genauigkeit ihres Urteils in diesem Fall; denn es schien unmöglich, dass sie sich so guter Gesundheit erfreuen konnte, wenn sie, wie sie behaupteten, schon ein Dutzend oder mehr Jahre lang so gelitten hatte. Ihre Gesichtszüge waren so regelmäßig und klar geschnitten, wie sie es bei jeder Frau ihres Alters sein würden; und soweit wir sehen konnten, waren sie frei von den für Lepra typischen Beulen oder Knötchen, besonders wenn die Krankheit schon lange besteht. Ihre Finger oder Zehen waren nicht verformt (normalerweise lief sie barfuß) und die Haut der unbedeckten Körperteile war nicht verfärbt. Ihre Füße und Unterschenkel waren etwas geschwollen, was sehr leicht auf eine Schwäche aufgrund der unzureichenden Nahrung, die sie bekam, auf die Auswirkungen des entnervenden Klimas, auf einen Mangel an angemessener Bewegung und auf ihr Alter zurückzuführen sein könnte. Sie litt nicht unter Lepraschmerzen , die Schärfe ihrer Sinne war in keiner Weise beeinträchtigt und sie war nicht von besonderer Mattigkeit betroffen. Das einzige Symptom, das bei ihr überhaupt auf Lepra hindeutete (wenn man mir verzeihen darf, dass ich einen medizinischen Begriff verwende, der genau das wiedergibt, was ich meine), war ein Taubheitsgefühl, das sie hatte. Mein Mann, der Mitglied des Royal College of Veterinary Surgeons ist und die Natur der Krankheit sowohl bei niederen Tieren als auch beim Menschen studiert hat, sagt mir, dass dieses Taubheitsgefühl nicht nur bei Lepra auftritt, sondern bei Bridget von einer anderen und nicht sehr unähnlichen Krankheit herrühren könnte, die sich Bridget laut Angaben der Beamten des Lepra-Asyls vor vielen Jahren zugezogen hatte. Ich möchte auch erwähnen, dass diese arme Irin überhaupt nicht den eigenartigen Geruch hatte, den Dr. MacLaren (es gibt keinen erfahreneren Arzt als ihn) als Anzeichen für Lepra ansieht (siehe Seite 116). Außerdem erzählte uns Mrs. Grant, die sich seit vielen Jahren für Bridget interessierte, dass Dr. Kenneth Stewart, der früher in Kalkutta praktizierte und Bridget untersucht hatte, ihr gesagt habe, die Irin sei keine Lepra. Da wir nur die laienhafte Meinung der Leute aus der Anstalt gegen unsere Behauptung hatten und es entsetzlich fanden, dass dieses arme Geschöpf aufgrund so geringer Indizien in einer Lepraanstalt für Eingeborene untergebracht wurde, beantragten und erhielten wir die Erlaubnis, sie von Dr. Crombie, dem Leiter des Calcutta General Hospital, untersuchen zu lassen. Dies wurde getan und Dr. Crombie äußerte seine Meinung, dass sie aussätzig sei, aufgrund der Taubheit oder *Narkose* (siehe Seite 116), unter der sie litt.

KAPITEL VI.
MISS O'BRIEN – AMATEURSCHAUSPIELER – EINE AUFFÜHRUNG ZUGUNSTEN UNSERES FONDS.

Während dieser ganzen Zeit tat ich wenig oder gar nichts für die männlichen Leprakranken. Meine monatlichen Beiträge reichten nicht aus, um ihnen Geschenke zu machen, so gern ich das auch getan hätte. Bruder John verpflichtete sich, sie mit Tabak zu versorgen, aber mehr konnte er nicht tun, denn sein Gehalt betrug nur 50 Rupien (etwa 3 Pfund 10 Schilling) im Monat, von denen er sich selbst und viele hungrige Seeleute ernähren musste, die den Weg zu seiner Unterkunft fanden. Auch die einheimischen Frauen in den anderen Stationen baten mich, ihnen Obst zu bringen. Da ich mich durch Geldmangel eingeengt fühlte, beriet ich mich mit einer lieben Freundin, Miss O'Brien, die gegenüber unserem Haus wohnte und mir bei meiner Arbeit in vielerlei Hinsicht geholfen hatte. Sie war die Älteste einer großen Familie, die nach dem Tod ihres Vaters fast mittellos zurückblieb. Anstatt Freunde und Bekannte um Almosen zu bitten, eröffnete sie eine Schule für kleine Kinder und schaffte es durch harte und beständige Arbeit, die ganze Familie zu ernähren und zu unterstützen, bis diese in der Lage war, für sich selbst zu arbeiten. Eine andere Schwester besitzt eine schöne Sopranstimme, die in England von Signor Visetti ausgebildet wurde . Sie ist nun eine der beliebtesten Gesangslehrerinnen in Kalkutta und kann ihrer älteren Schwester dabei helfen, ihrer alten Mutter das Leben zu erleichtern. Diese beiden bewundernswerten Mädchen interessierten sich sehr für meine Arbeit unter den Leprakranken. Die Ältere las den Schulkindern meine Artikel vor. Über hundert Schüler erfuhren von Bella und Daisy in der Lepraanstalt. Sie sammelten untereinander Abonnements und schickten mir von Zeit zu Zeit kleinere Beträge. Die Schullehrerin, die geschickter in der Buchhaltung war als ich, kümmerte sich um mein Abonnementsbuch und mein Spargeld und gab mir jede Woche, was ich für die Leprakranken brauchte. Sie hätte mich gern bei einem meiner Besuche in der Anstalt begleitet, aber ihre Mutter verbot es ihr, was angesichts ihrer Position als Leiterin einer großen Schule vielleicht klug war. Da unser Leprafonds zur Neige ging und ich nichts für die männlichen Leprakranken tun konnte, steckten meine Freunde und ich an einem Sonntagnachmittag die Köpfe zusammen und schrieben einen Spendenaufruf, den wir drucken und in Kalkutta verteilen ließen. Wir dachten uns auch ein Programm für eine Unterhaltung zugunsten des Leprafonds aus, zu der wir alle beitragen würden. Ich schlug vor, dass eine Pianistin ein Solo spielen sollte, mein Freund etwas singen sollte, wir sollten auch ein paar befreundete Männer bitten, zu singen, die Schulkinder könnten den ersten Teil mit dem hübschen Highland-Schottisch abschließen, den sie am letzten Tag der Preisverleihung im Theater getanzt hatten, und ich würde die Aufführung von „Our Bitterest

Foe" organisieren, einem hübschen kleinen Stück für drei Schauspieler, das den zweiten Teil des Programms füllen würde . Leider ist es gar nicht so einfach, eine Aufführung zu organisieren, wie es scheint . Mrs. De Montmorency Smith verspricht nicht, an einem Konzert teilzunehmen, ohne sich vorher die Namen der anderen Darsteller zur Genehmigung vorlegen zu lassen . Miss de Courcy Jones tritt nur auf, wenn sie sich ihren Platz im Programm selbst aussuchen kann . Die Männer, muss ich sagen, benehmen sich im Allgemeinen besser. Da sie ihre Hilfe für den guten Zweck versprochen haben, belästigen sie einen nicht oft mit kleinlichen Tricks. Die Besetzung unseres geplanten Stücks war schwierig. Diejenigen meiner Leser, die es in England gesehen haben, werden sich erinnern, dass jede der drei Figuren sehr viel solides, starkes Schauspiel erfordert. Ich hatte Helfer in Hülle und Fülle, denn Laienschauspieler dieser Art sind in Indien nicht Mangelware; aber es waren nicht die richtigen. Seltsam, dass fast jeder Laienschauspieler ein Komödiant ist! Unsere erste Probe war völlig lächerlich. Der Mann, der die Rolle des würdevollen preußischen Generals von Rosenberg spielte, hielt es für korrekt, in Gegenwart einer Dame mit den Füßen auf einem Stuhl zu sitzen! Ich hatte mein Wohnzimmer als Bühne hergerichtet und jeden Stuhl an seinen Platz gestellt, also konnte ich natürlich nicht zulassen, dass der General alles durcheinander brachte. Als ich ihm davon erzählte, antwortete er steif: „Er wollte die Rolle so natürlich wie möglich gestalten, und Männer sitzen in dieser Position, wenn sie es sich bequem machen . " Da ich wusste, dass ein Stück nicht erfolgreich sein kann, wenn jeder Schauspieler sich dem „Geschäft" widmen darf, das ihm gefällt, sagte ich ihm, dass Mr. John McLean mir seine Art, das Stück zu spielen, beigebracht hatte und dass ich es vorziehen würde, es nach seinen Anweisungen zu spielen. Mein General nahm mit einem wütenden Grunzen seine Füße vom Stuhl. Ich stellte fest, dass er in Aufregung stotterte, und als er mich ansah und seine erste Rede begann und sagte: „Sie sind s ... Als der General dies hörte, stand er von seinem Stuhl auf und ging mit großen Schritten die Bühne auf und ab. Er rief Henri zu, er solle kommen und die Rolle selbst spielen, wenn er es besser könne. Nach einer Weile beruhigte er sich und wir konnten weitermachen. Als er zu den Zeilen „Ich bin ein Preuße, Mademoiselle" kam, betonte er das Wort „Preuße", indem er mit der Faust so heftig auf den Tisch schlug, dass ich, der ich ihm mit dem Buch auf der anderen Seite saß und seine Reden verfolgte, erschrak und es fallen ließ. Dies provozierte wiederholtes Gelächter von Henri, was den General so erzürnte, dass er sich weigerte, ein weiteres Wort zu sagen. Ich drängte ihn nicht dazu, denn ich sah, dass sein Schauspiel nicht durchgehen würde; also nahmen wir Nachmittagstee ein und ließen die Sache mit etwas Musik angenehm ausklingen. Als die Laien gegangen waren, beschloss ich, meine Idee eines Theaterstücks aufzugeben und nur ein Konzert zu veranstalten und für diesen Anlass die Stadthalle von Kalkutta zu engagieren.

Ich stellte fest, dass ich viele freundliche Freunde hatte, die mir bei der Organisation meines Konzerts halfen. Außer den Künstlern, die gerne ihre Dienste kostenlos anboten, war da Herr George, ein kluger Künstler, der zu dieser Zeit an einer illustrierten Zeitung namens *The Empress arbeitete* und die Programme für mich entwarf; die Herren Thacker, Spink und Co., die sie kostenlos besorgten und druckten; die Great Eastern Hotel Company, die ihre Arbeiter mit Flaggen und Vorhängen schickte, um das Rathaus zu schmücken; und eine Reihe anderer guter Leute, die alle dazu beitrugen, den Abend zu einem Erfolg zu machen. Die Freiwilligenkapelle unter Herrn Kuhlmey spielte während der Pause und auch nach dem Konzert. Bruder John und ich hatten einen harten Arbeitstag vor uns, da wir die Bühne herrichten und mit Blumen und Lichterketten schmücken mussten. Er besorgte eine Menge immergrüner Pflanzen, und gemeinsam schafften wir es, die Bühne sehr gut aussehen zu lassen. Er ließ ein großes Schiffsmodell, das von Matrosen gebaut worden war und auf das er mit Recht stolz war, zwischen Flaggen und Blumen in der Mitte der Bühne aufstellen, wo das Publikum es nach Herzenslust betrachten und bewundern konnte. Bruder John und mein Mann nahmen die Eintrittskarten entgegen und zeigten den Leuten ihre Plätze. Das Konzert war in jeder Hinsicht ein Erfolg. Mrs. Bushby , eine Silbermedaillengewinnerin und eine der besten Pianistinnen Indiens, spielte die Begleitung. Die Solisten waren Miss O'Brien, Miss Stuart, Mrs. Turnbull, Mr. Eastly , Mr. Hartland und Pater Hopkins, allesamt bekannte Amateure aus Kalkutta. Ich rezitierte zwei Stücke und wurde vom dicht gedrängten Publikum sehr herzlich begrüßt, als ich die Bühne betrat. Ich dachte, nach all den Feindseligkeiten, die wir im Zusammenhang mit dieser Leprafrage erlebt hatten, sollte ich ein kleines Haus haben; aber obwohl keiner der mit dem Leprakrankenhaus verbundenen Beamten oder ihre Freunde bei unserem Konzert anwesend waren, kamen so viele andere Leute, dass wir mehr Stühle bereitstellen mussten, um sie alle unterzubringen, und die Stadthalle war ziemlich voll. Als ich das sah, fasste ich allen Mut und rezitierte in meinem allerbesten Stil, woraufhin mein Publikum, das mit meiner Darbietung durch und durch zufrieden zu sein schien, eine herzliche Zugabe erhielt. Miss O'Brien war natürlich die *Primadonna* des Abends, und alle anderen Künstler waren mit ihren Liedern äußerst erfolgreich.

KAPITEL VII.
WEISSE AUSSÄTZIGE – DR. MACLAREN – HITZE UND ELEND.

Seit meinem ersten Besuch in der Anstalt wurden zwei weitere Männer aufgenommen, beide Europäer. Einer ist Engländer und arbeitete bei der Eisenbahn. Mit der wöchentlichen Rupie, die ich ihm geben konnte, konnte er sich eine spezielle Medizin besorgen, die ihm, wie er sagt, sehr gut tut. Er zeigte mir etwas davon in einer kleinen Blechdose. Es sah aus wie Tabakblätter und hat einen eigenartigen Geruch. Er macht daraus Pillen und nimmt jeden Tag mehrere. Es gibt viele Hunderte verschiedener Quacksalbermedikamente, die als „Heilmittel" gegen Lepra angepriesen werden, aber ich habe wenig Vertrauen in eines davon. Dieser englische Leprakranke ist völlig mittellos und teilt sich zum Zeitpunkt des Schreibens dieses Artikels eine gemeinsame Station mit Einheimischen. Seine einzige Einrichtung besteht aus dem Bett, auf dem er liegt; es steht ihm nicht einmal ein Stuhl zum Sitzen zur Verfügung. Er hat weder einen Waschtisch noch andere Möbel. Im Bett neben ihm liegt ein Mann französischer Abstammung; ein sehr schwerer Fall. Die Lepra hat ihn so sehr im Griff, dass ich bezweifle, ob er noch sehr lange leben wird. Er war früher im Wasserwerk von Kalkutta beschäftigt, und in den Tageszeitungen erschienen mehrere Briefe von verschiedenen Personen, die ihn gesehen hatten, in denen sie darauf hinwiesen, wie gefährlich es sei, einen Leprakranken in dieser Position zu lassen. Kurz nach Erscheinen dieser Briefe wurde er entlassen und erhielt eine Rente zum Unterhalt seiner Familie. Ich hörte, dass er die Krankheit auf seine Frau übertragen hatte. Obwohl zwei reine Europäer in die Männerstation eingewiesen wurden, wurde nicht das Geringste getan, um ihnen das Leben angenehm zu machen. Wie anders behandelt Dr. MacLaren seine europäischen Patienten! Dieser bewundernswerte Herr gründete 1879 eine Lepraanstalt für Eingeborene in Dehra Dun im Norden Indiens, wo er praktizierte. Diese Einrichtung wurde vollständig durch freiwillige Beiträge finanziert, und Dr. MacLaren hat so viel Zeit wie möglich darauf verwendet, diese schreckliche Krankheit mit Hilfe aller medizinischen Mittel in den Griff zu bekommen. Im diesjährigen Bericht der Anstalt in Dehra Dun lesen wir: „In diesem Jahr wurde ein Europäer – der erste – in die Anstalt eingewiesen. Da er jedoch nicht zu diesem Bezirk gehört und auf seinen eigenen dringenden Wunsch hin aufgenommen wurde, kann ich hier eine kurze Erklärung zu ihm abgeben. Herr CWJ, der in seinem 46. Lebensjahr ist, hatte einst eine gute Stellung in einem Regierungsbüro; aber vor etwa 19 Jahren erschien ein Fleck auf seinem Körper, der sich im Laufe einiger Jahre zu entstellenden Geschwüren entwickelte. Er besuchte England auf Urlaub, um von der häuslichen Behandlung so viel wie möglich zu profitieren. Nachdem er einige Zeit dort geblieben und behandelt worden war, musste er zurückkehren, ohne den Nutzen erhalten zu haben, auf den er so zuversichtlich gehofft hatte. Kurz darauf wurde er mit nur einer Abfindung aus dem Dienst entlassen; aber durch einen Appell an die Regierung gelang es ihm schließlich, eine Rente zu erhalten. Im Juli beantragte er erstmals die Aufnahme; aber da es in der Einrichtung keine Unterkunft für einen Europäer gab, konnte ich ihn nicht sehr ermutigen. Schließlich stellten die lokale Regierung und der Leiter der Dun, Herr Nujent , großzügig Gelder zur Verfügung, mit denen geeignete Unterkünfte und Möbel bereitgestellt wurden. Ein kleines Häuschen, bestehend aus einem Zimmer, einem Schlafzimmer, einer Kammer und einer Veranda in einer Ecke des Gartens, wurde umgebaut und ihm zur Verfügung gestellt, und Mr. J. kam im Oktober hierher." Meine Leser können daraus erfahren, dass Dr. MacLaren *betrachtete* die Anforderungen eines Europäers als völlig verschieden von denen der Einheimischen und sorgte vor seiner Aufnahme für eine angemessene Unterbringung des ihm Anvertrauten. In Kalkutta wird dies nicht getan, und bis zum Zeitpunkt des Schreibens dieses Artikels drängen sich Europäer mit Einheimischen in einem Raum, der völlig möbellos ist, außer einem Bett für jeden. Dies liegt nicht an der Notwendigkeit oder am Geldmangel; denn die District Charitable Society ist eine der reichsten in Kalkutta. Ich möchte hier denjenigen meiner Leser erklären, die nicht im Ausland gelebt haben, dass, wie arm und elend ein Europäer oder eine Europäerin auch sein mag, der einzige Besitz, an dem sie festhalten und an dem sie ihren letzten Rest persönlichen Stolzes hängen, wenn alles andere auf der Welt sie verlassen hat, ihre Nationalität ist. Daher lehnen sie jeden Versuch, sie auf eine Stufe mit den Einheimischen zu stellen, in ihrem Herzen bitter ab, selbst wenn sie zu niedergeschlagen sind, um ihren Gefühlen in Worten Ausdruck zu verleihen. Derselbe lobenswerte Geist beseelte den Heiligen Paulus, als er behauptete, er sei ein Römer.

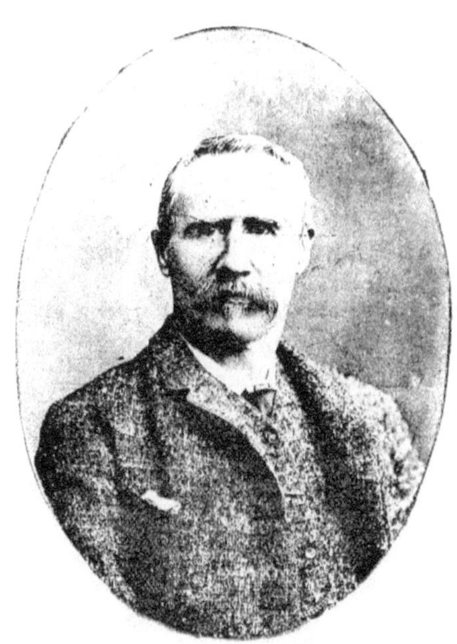

Zu dieser Zeit war das Wetter in Kalkutta sehr heiß. Als ich eines Dienstags zur Anstalt fuhr, taumelte mein Pony, offensichtlich von der Hitze überwältigt, und schien nicht weiterfahren zu können. Als ich sah, wie einige Kutscher an einer Wasserstelle auf der Straße die Schläfen ihrer Pferde mit nassen Lappen wuschen, hielt ich mein Pony an und ließ meinen einheimischen Pferdepfleger dasselbe mit ihm tun. Es erholte ihn und wir erreichten die Anstalt ohne weitere Zwischenfälle. Als ich am nächsten Tag die Zeitung *Statesman zur Hand nahm* , las ich, dass ungefähr zu der Zeit, als mein Pony von der Hitze betroffen wurde, fünf Straßenbahnpferde an einem Sonnenstich gestorben waren. Die Leprakranken in der Anstalt spürten es sehr stark und der Geruch der Krankheit war ziemlich überwältigend. Ich schickte eine Gallone Phenyl zur Verwendung in der Lepra-Anstalt; aber Mr. Lambert (der Polizeipräsident, der für diese Einrichtung verantwortlich ist) schrieb über meine Notiz: „Geben Sie dies mit Dank an Mrs. Hayes zurück", und das Phenyl kam zu mir zurück. Obwohl einige Monate vergangen waren, in denen diese Beamten selbst sehen konnten, dass ich mein Bestes für das Wohl der Leprakranken tat und ruhig arbeitete, zogen sie es vor, ihre feindselige Haltung mir gegenüber beizubehalten und ihr Möglichstes zu tun, um mich auf jede Weise zu verletzen und zu ärgern. Sogar Mr. McGuire muss das Gefühl gehabt haben, dass ich schlecht behandelt wurde, denn als er mir mein Phenyl zurückgab und es in den Wagen legte, zeigte er mir Mr. Lamberts Brief und versicherte mir, dass er auf Befehl handelte. In diesem

Moment hörte ich ein Brüllen, als ob mehrere wilde Tiere miteinander kämpften. Ich ging in die Station für einheimische Frauen, woher das Brüllen kam, und sah eine Anzahl leprakranker Frauen, die alle auf das Bett zustürmten, auf das ich die Kupfermünzen gelegt hatte, die ich für jede von ihnen abgezählt hatte, und versuchten, es in ihren Besitz zu bringen, wobei sie wie Tiger aufeinander losgingen und aufeinander losgingen. Nach einiger Zeit gelang es Mrs. Smith, die Ordnung wiederherzustellen. aber den Anblick dieser abscheulich aussehenden kranken Frauen, die in schmutzige Lumpen und Bandagen gehüllt waren und versuchten, sich gegenseitig für ein paar Kupfermünzen zu verletzen, werde ich nie vergessen. Die Hitze war überwältigend; alles lief schief; das Phenyl , um das Daisy wiederholt gebeten hatte, durfte nicht gegeben werden, und ich kam an diesem Tag krank und elend nach Hause.

KAPITEL VIII.
NOTWENDIGKEIT EINES HEIMS FÜR EUROPÄISCHE UND EURASISCHE LEPRA – UNSERE ÖFFENTLICHE VERSAMMLUNG.

Dr. Wallace, ein Freund, der zum Mittagessen kam, schlug mir beim Gespräch vor, dass es besser wäre, statt jede Woche unter vielen lästigen Einschränkungen im staatlichen Leprakrankenhaus zu schuften , zu versuchen, ein Heim für europäische und eurasische Leprakranke zu eröffnen, wo sie Schutz und Trost finden und von ähnlich betroffenen Einheimischen fern sein könnten. Ich war von dem Vorschlag begeistert, hatte aber Zweifel, ob genügend Geld vorhanden sein würde, um eine solche Einrichtung zu betreiben. Wir wollten nicht, dass sie auf den Schultern eines einzelnen Mannes oder einer einzelnen Frau lastet, sondern wollten, dass sie von einem kompetenten, zu diesem Zweck ernannten Komitee ordnungsgemäß verwaltet wird. Ich war dafür, das geplante Heim den Barmherzigen Schwestern zu überlassen, die, wie mir die Reverend Mother Matilda vom Loretto- Kloster sagte, aus England kommen würden, wenn wir ihnen ein Zuhause und Essen garantieren könnten, und dass sie ihr Leben dieser heiligen Sache widmen würden. Diese Idee stieß bei meinen protestantischen Freunden nicht auf allgemeine Zustimmung. Sie meinten, die Katholiken würden mit Sicherheit die ihnen anvertrauten Personen missionieren wollen, und obwohl die Schwestern ihre ganze Zeit der Pflege der Leprakranken widmen würden, würden meine Abonnements sofort zurückgehen, wenn ich sie irgendeiner besonderen religiösen Körperschaft unterstelle. Außerdem herrscht in Indien ein großes Misstrauen gegenüber Katholiken, das, wie ich glaube, aus Eifersucht entsteht; denn es wird allgemein, wenn auch widerstrebend, zugegeben, dass Katholiken ihre öffentlichen Wohltätigkeitseinrichtungen weit besser verwalten als Menschen anderer Konfessionen. Wir beschlossen, dass es am besten wäre, Dr. Wallaces Vorschlag der öffentlichen Meinung zu unterziehen und eine Versammlung im Dalhousie Institute einzuberufen, das über einen Saal verfügt, der für solche Zwecke genutzt wird. Wir wollten bei dieser Versammlung zwei Resolutionen einbringen. Die erste sollte die Notwendigkeit eines solchen Heims aufzeigen; denn obwohl die Regierungsanstalt europäischen und eurasischen Leprakranken Unterschlupf gewährte, brachte sie sie unter Bedingungen, die nur wenige von ihnen, wie sehr ihr Elend sie auch bedrängte, akzeptieren würden. Dr. Wallace versprach, zu diesem Punkt zu sprechen und dem Publikum, wie er uns bereits mitgeteilt hatte, mitzuteilen, dass er aus eigener Erfahrung zwanzig bis dreißig dieser Unglücklichen kenne, die in ihren eigenen Häusern in Kalkutta lebten und ihre Freunde und die Öffentlichkeit in Gefahr brachten. Außer diesen etwa zwanzig in der Metropole muss es in ganz Indien

Hunderte von europäischen und eurasischen Leprakranken geben. Nur ein sehr kleiner Teil dieser Fälle wird den englischen Einwohnern bekannt; denn die Verwandten solcher Leprakranken unternehmen natürlich jede mögliche Anstrengung, um zu verhindern, dass die Tatsache der Krankheit in ihrer Familie bekannt wird, da dies für alle anderen Familienmitglieder ein schreckliches Verbot bedeuten würde. Ich brauche wohl kaum zu sagen, dass niemand, der bei klarem Verstand ist, wissentlich in eine Familie einheiraten würde, die mit dem Erbsünde der Lepra behaftet ist, oder auch nur intimen Umgang mit derartigen Außenseitern pflegen würde. Aufgrund der Widersprüchlichkeit der menschlichen Natur ereignen sich solche Fälle manchmal. Einer davon betraf einen jungen Herrn, gutaussehend, mit guten Beziehungen, charmant im Benehmen, mit großen natürlichen Fähigkeiten und tadellosem Benehmen, der sich in eine junge Dame verliebte, deren Familie eine Spur einheimischen Blutes in sich trug, und der unter dem vermeintlichen Stigma der Lepra litt . Die Verwandten des jungen Herrn setzten alle ihnen zur Verfügung stehenden Mittel ein, um ihre Verbindung zu verhindern, und sagten ihm deutlich, dass sie ihn nie mehr kennen würden, wenn es dazu käme. Ihre Bitten und Drohungen waren vergebens; die Hochzeit fand statt; einige Kinder wurden geboren; einige Jahre vergingen glücklich, obwohl er sich von seinen Freunden entfremdete, und dann brachen bei der jungen Frau die Auswirkungen der schrecklichen Krankheit aus. Der Ehemann versuchte mit seltenem Heldenmut, trotz seines Kummers, den er zu verbergen versuchte , ein fröhliches Gesicht zu machen , und holte sich den besten medizinischen Rat der Welt, aber alles war vergebens; denn die Krankheit nahm ihren unaufhaltsamen Lauf und ging ihrem Ende entgegen. Unter anderen kannten wir in Kalkutta einen, der regelmäßig in die Kirche ging und neben seinen Mitgläubigen saß; ein zweiter besuchte die Versammlungen der örtlichen Heilsarmee und schüttelte den Mitgliedern seiner religiösen Sekte die Hand; ein dritter lebte mit seinen Eltern, Brüdern und Schwestern zusammen, von denen keiner die Krankheit entwickelt hatte; ein vierter lebte mit seiner Frau und Familie (die Frau und die Kinder waren anscheinend gesund) und fristete seinen unsicheren Lebensunterhalt durch Betteln. Wir hatten von einem Plantagenbesitzer gehört, der, während wir in Kalkutta waren, einen seiner an Lepra erkrankten Brüder nach Kalkutta brachte, mit der Absicht, ihn in der Lepraklinik unterzubringen; als er aber sah, dass diese den Bedürfnissen eines weißen Mannes überhaupt nicht entsprach, nahm er ihn mit in sein eigenes Haus. Mein Mann kannte einen Offizier der indischen Armee, der im selben Stützpunkt wie er einquartiert war und der Lepra bekam. Als sein Zustand nicht länger verborgen werden konnte, wenn er in die Öffentlichkeit ging, wurde er von seinen Freunden in seinem Haus praktisch gefangen genommen und bis zu seinem Tod vor Blicken von außen abgeschirmt. Mein Mann kannte auch den ebenso traurigen Fall eines Herrn im Staatsdienst in

Indien, der an Lepra erkrankte und dessen Bruder (sein einziger Verwandter in diesem Land) ihn, sobald er davon erfuhr, nicht mehr besuchen oder mit ihm verkehren wollte. Obwohl einige seiner Freunde, die Indigo pflanzten, ihn mit der Herzensgüte, die alle indischen Pflanzer auszeichnet , von Zeit zu Zeit besuchten und versuchten, ihn aufzumuntern, musste er leben und sterben, nur mit seinen einheimischen Dienern in seiner Nähe. Wir wissen von zwei weiteren Fällen von Lepra unter unseren Bekannten in Indien; diese befinden sich jedoch erst im Anfangsstadium und sind noch nicht weit genug fortgeschritten, um die Betroffenen daran zu hindern, in der Öffentlichkeit aufzutreten. Ich möchte erwähnen, dass das *Lancet* vom 18. Juli dieses Jahres (1891) über einen Leprafall in Lisburn (Irland) berichtet, bei dem sich ein Mann in Rangun (Burma) angesteckt hatte, wo er zehn Jahre gelebt hatte. Es gibt viele weitere Fälle, in denen sich Europäer im Ausland angesteckt haben. Jeder mittellose Weiße, der in Indien Lepra bekam, musste dort bleiben, da die Regierung ihn zu Recht nicht nach Hause schicken würde.

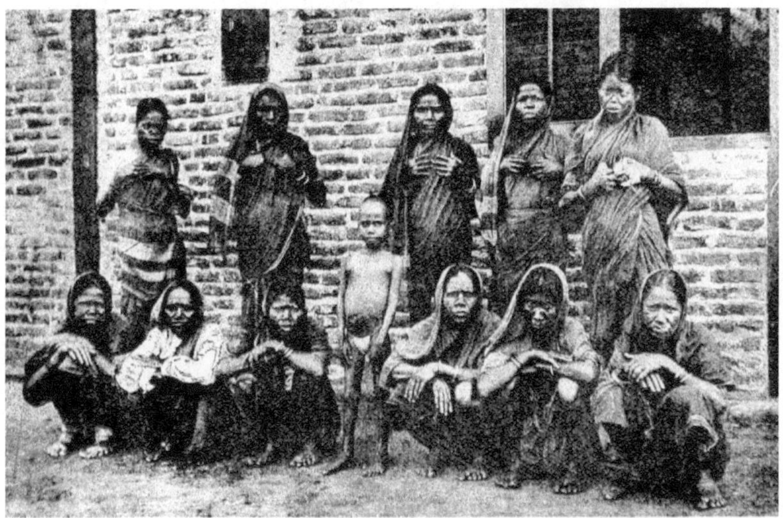

LEPRAKRANKE FRAUEN.

Wir haben behauptet und behaupten dies immer noch: Wenn in der Nähe von Kalkutta oder an einem anderen geeigneten Ort ein Krankenhaus zur Aufnahme europäischer und eurasischer Leprakranker errichtet würde, das ein komfortables Zuhause mit medizinischem Komfort und angemessener medizinischer Betreuung böte, würde die große Mehrheit dieser armen Geschöpfe die Gelegenheit, einen Ort der Ruhe zu finden, medizinische Hilfe zu erhalten und ihre Freunde von ihrer belastenden Anwesenheit zu befreien, gerne wahrnehmen. Ich möchte nebenbei darauf hinweisen, dass eine solche Anstalt in vernünftigem Rahmen alle Mittel bieten sollte, um das

Leben der Insassen so angenehm wie möglich zu gestalten. Während eine strikte Trennung durchgesetzt wird, sollten die Patienten innerhalb der Einrichtung ausreichend Platz haben, um herumzulaufen und sich an harmlosen Vergnügungen zu beteiligen, die ihrem Zustand angemessen sind. Darüber hinaus sollten sie als Kranke betrachtet werden, deren Leiden durch Medikamente und angemessene hygienische Behandlung viel Linderung verschaffen kann, auch wenn sie nach unserem derzeitigen Kenntnisstand den Krankheitsverlauf nicht aufhalten können. In Indien haben europäische und eurasische Leprakranke keinen solchen Ort, an den sie gehen können. Wenn sie in die Calcutta Asylum kommen, werden sie wie Einheimische behandelt. Sie erhalten keinerlei „medizinische Versorgung". Sie werden auf eine Art ernährt, die für Europäer ungeeignet ist oder den Erfordernissen ihrer Krankheit, die eine großzügige Ernährung verlangt, entspricht. Sie können kein warmes Bad nehmen, noch wird es Wärter geben, die sie waschen und anziehen, wenn sie zu schwach oder hilflos sind, dies selbst zu tun. Sie haben keinen Grund zum Spazierengehen. Sie haben keine Möglichkeit zur Erholung, wie sie eine Bibliothek, ein Garten zum Bebauen usw. bieten könnten. Sie haben nicht einmal Punkahs , um die Luft während der intensiven Sommerhitze abzukühlen und die Fliegen fernzuhalten, und auch keine Moskitonetze, die ihnen nachts Schlaf ermöglichen. Mit diesen Bemerkungen möchte ich die Leitung der Calcutta Leper Asylum nicht herabwürdigen, die angeblich nur für die Aufnahme von Einheimischen gedacht ist. aber ich möchte mit aller Nachdruck darauf hinweisen, dass dringend ein Krankenhaus oder Asyl für europäische und eurasische Leprakranke entweder in der Nähe von Kalkutta oder in einem anderen geeigneten Zentrum in Indien notwendig ist und dass ihnen eine angenehmere Lage geboten wird, als sie sich zu Hause erhoffen könnten. Der zweite Beschluss betraf die Bildung eines Komitees und die Erörterung von Mitteln und Wegen zur Beschaffung der notwendigen Mittel.

Am Morgen des Treffens lasen wir erfreut in allen Lokalzeitungen eine Ankündigung, wonach die Regierung beschlossen hatte, die Leprakranken zu übernehmen und getrennte und geeignete Unterkünfte für europäische und eurasische Patienten zu bauen. Diese Ankündigung nahm uns die Last des Vorhabens, das wir uns vorgenommen hatten, ab; denn angesichts einer solchen Ankündigung war es für uns nicht mehr nötig, zu versuchen, ein Heim zu organisieren . Da wir das Treffen jedoch einberufen hatten und es zu spät war, es zu verschieben oder die Dinge auf andere Weise zu erklären, beschlossen wir, es stattfinden zu lassen und einfach unseren ersten Beschluss vorzulegen, der den unmittelbaren Bedarf an einem solchen Heim aufzeigte, und die Angelegenheit vorerst ruhen zu lassen, bis die Regierung Maßnahmen ergriff. Einige Stunden vor dem Treffen traf mein Mann ein Mitglied des Komitees der District Charitable Society, das ihn warnte, dass eine feindliche Demonstration vorbereitet worden sei, um die Wirkung aller von ihm eingebrachten Beschlüsse zunichte zu machen. Dieser Herr teilte meinem Mann mit, dass der bezahlte Sekretär der District Charitable Society, dessen Vater bezahlter Leiter des Leprakrankenhauses war, ein Rundschreiben an alle verschickt hatte, von denen er dachte, dass sie ihm helfen würden, mit der Bitte, an unserem Treffen teilzunehmen und die Gegenresolutionen oder Änderungsanträge zu unterstützen, die seine Partei einbringen würde. Die Initiative zu diesem Schritt ging entweder vom Sekretär selbst aus oder von jemandem, der ihn als willigen Agenten benutzte; denn die Genehmigung des Komitees war für die Annahme des Rundschreibens nicht eingeholt worden, noch war es eingeholt worden. Das betreffende Mitglied des Komitees drückte seine tiefe Sympathie für uns aus und bedauerte, dass seine offizielle Position ihn daran hinderte, uns seine öffentliche Unterstützung zu gewähren. Um auf die äußerste Unangemessenheit der feindseligen Handlung des Sekretärs der District Charitable Society hinzuweisen, möchte ich erwähnen, dass er ein junger Eurasier ist, dessen sozialer Status und persönliche Qualifikationen ihn in keiner Weise dazu berechtigten, seine Arbeitgeber in einem Rundschreiben auf diese Weise anzusprechen, wie er es tat. Ich komme daher zu dem Schluss, dass er, wie herzlich und engagiert seine Gefühle auch gewesen sein mögen, einzig und allein auf geheimen Befehl handelte. Die Verantwortung hierfür bzw. für eine Untersuchung seines unerlaubten Verhaltens lag beim Präsidenten der District Charitable Society.

Die Versammlung fand statt, und der einzige Beschluss, der eingebracht wurde, war die Anerkennung der Notwendigkeit einer gesonderten Anstalt oder Einrichtung für europäische und eurasische Leprakranke, getrennt von der für die Eingeborenen. Mein Mann, der den Antrag stellte, argumentierte, dass wir, da die Regierung beschlossen hatte, die Arbeit aufzunehmen, nichts weiter tun könnten, als unsere Bereitschaft zu zeigen, die Regierung auf jede erdenkliche Weise zu unterstützen, und unsere Meinung zu äußern, dass eine solche Einrichtung dringend erforderlich sei. Dann informierte er das Publikum über das private Rundschreiben und appellierte an seine Zuhörer, ob es fair oder richtig sei, dass Männer zu dieser Versammlung mit der bewussten Absicht kommen, eine gute Arbeit zu vereiteln, deren Zweck einzig und allein darin bestand, das Leiden der elendesten unserer Mitbürger zu lindern. Die Opposition kam mit gedruckten Änderungsanträgen, um Argumente zu widerlegen, die unsere Seite nicht vorgebracht hatte, da solche Argumente nicht erforderlich waren, da die Regierung nun ihre Absicht angekündigt hatte, sich der Angelegenheit anzunehmen. Der tödliche Drang, Reden zu halten, war bei diesen Herren so stark, dass sie nicht erkannten, wie absurd es war, gegen unausgesprochene Worte anzukämpfen. Trotz ihrer Beredsamkeit und der Anwesenheit ihrer Anhänger wurde ihr Änderungsantrag bei der Abstimmung abgelehnt.

KAPITEL IX.
HOFFNUNG – KATE REILLY.

Während wir gespannt auf die Entscheidung der Regierung warteten, gaben wir unsere Idee auf, das geplante Heim zu gründen, und beschlossen, das Geld, das wir zuvor gesammelt hatten, dafür zu verwenden, den Insassen der staatlichen Lepra-Anstalt, die wir weiterhin jeden Dienstag besuchten, kleine Annehmlichkeiten zu bieten und ihre kleinen Bedürfnisse zu befriedigen. Andere Leprakranke, die in Kalkutta außerhalb der Anstalt lebten, hörten von unserer Arbeit dort und kamen regelmäßig zu uns nach Hause, um Almosen zu erbitten. Wir gaben einem Eurasier, der schwer an Lepra litt und versuchte, seine Frau und seine Familie mit dem zu ernähren, was er durch Betteln erwirtschaften konnte, wöchentlich zwei Rupien. Er war Insasse der staatlichen Anstalt gewesen; als er jedoch feststellte, dass er dort wenig oder gar keine medizinische Versorgung erhielt, zog er es vor, außerhalb zu leben und sich, soweit er es sich leisten konnte, eine spezielle Behandlung von einem einheimischen Arzt in der Stadt zu verschaffen. Er erzählte mir, dass es ihm viel besser ginge und dass er hoffe, bald geheilt zu sein und wieder für seine Familie arbeiten zu können. Hoffnung, herrliche Hoffnung, ist selbst bei den am schlimmsten geplagten Geschöpfen Gottes allgegenwärtig. Ich habe gesehen, wie die entstellten Gesichtszüge des Leprakranken oder der Leprakranken aufhellten, als ob bei der Erwähnung des Wortes „Hoffnung" plötzlich ein Licht in ihnen aufgegangen wäre; ein Licht, das selbst Jahre des Leidens und der Enttäuschung nicht auslöschen konnten.

Eine der ersten Leprakranken, die von meinen Besuchen in der Anstalt erfuhr, war ein Mädchen namens Kate Reilly, die in einem dicht besiedelten Viertel der Stadt lebte und mich zu sich rufen ließ. Die Person, die mit der Botschaft kam, sah aus wie eine anständig gekleidete Ladenbesitzerin, zitierte mehrere Bibelstellen, um mich, wie ich annehme, dazu zu bewegen, zu ihrer Freundin zu gehen, und schloss damit, dass sie mir alles erzählte, was sie für sie getan hatte. Als ich Kate später wiedersah, sagte sie mir, ich solle von mir aus wiederkommen und sie nicht dazu zwingen, Frau ―――― zu schicken, die ihr immer eine Taximiete berechnete, wenn sie Aufträge für sie ausführte. Ich hatte einige Schwierigkeiten, Kate zu sehen, als ich sie das erste Mal besuchte. Die Adresse, die mir die Frau gab, die zu meinem Haus kam, lag in einer Gasse abseits von Chandney Choke, einem der am tiefsten gelegenen und am dichtesten besiedelten Slums von Kalkutta. Hier kann man alles, was man sich nur vorstellen kann, zum Verkauf angeboten sehen, von einem Hammer und Nägeln oder einem Knopfhaken bis hin zu einer kompletten Ausrüstung für Mann oder Pferd. Neben den Keulen aus dünnem, erbärmlich aussehendem Hammelfleisch sieht man ein buntes und billiges Geschirr; Sättel, die einem Mitleid mit dem unglücklichen Pferd oder Pony bereiten, auf dessen Rücken sie landen; Hüte und Hauben, mit Satinstücken in den auffälligsten Farben besetzt; Bettgestelle, Tabak, Süßigkeiten, Vorhängeschlösser, alte Bücher und tausendundein sonstiger Artikel liegen auf den Bänken von Chandney Choke. Betrunkene Matrosen und Soldaten in der Uniform Ihrer Majestät, die sich mit dem Verkauf des Kriegsgeschreis der Heilsarmee einen ehrlichen Penny verdienen , Mischlinge, Mulatten und „zwielichtige" Gestalten aus allen Teilen der Welt scheinen dort ständig auf der Suche nach Geld oder Abenteuern umherzustreifen. Da ich wusste, dass es für eine Dame zu gefährlich wäre, allein in eine dieser Höhlen zu gehen, bat ich einen Freund, mich zu begleiten, und ich fuhr, so gut ich konnte, durch die Menge, bis wir zu der Gasse kamen, in der Kate Reilly lebte. Hier war die Straße zu schmal zum Fahren, also stiegen wir aus und gingen zu Fuß zum Haus. Es war eine Nummer darauf, aber keine Tür, nur ein Torbogen. Als ich das Haus betrat, nahm ich den wohlbekannten „schwachen" Geruch von Lepra wahr; so wusste ich, dass wir an der richtigen Adresse angekommen waren. Wir gingen durch den Torbogen in einen kleinen Hof, in dem mehrere eurasische Kinder spielten. Der Hof war auf allen Seiten von Häusern umgeben, die von mehreren armen Familien bewohnt wurden. Kate Reilly bewohnte ein paar Zimmer im Erdgeschoss eines der Häuser auf der rechten Seite. Als ich mich auf den Weg zu diesem Zimmer machte, dessen Tür offen stand, kam mir eine einheimische (*muslimische*) Frau entgegen, die gerade ihr Kochgeschirr reinigte. Ohne von dem Boden aufzustehen, auf dem sie hockte, erzählte sie mir, dass keine Person wie die, die ich erwähnte, dort lebte. Als Kate meine Stimme hörte, rief sie von drinnen auf Englisch: „Oh ja, ich bin Kate Reilly, ich möchte Sie sehen!" Die Eingeborene sagte dann auf Hindustanee , dass „Miss Baba keine Kleider anhatte". „Ich kann sie gleich anziehen", rief Kate von drinnen. Die Frau, die sich geschlagen fühlte, unternahm einen letzten Versuch, mich daran zu hindern, ihre Herrin zu sehen, indem sie zu ihr rannte und ihr sagte, dass ein „Sahib" (Gentleman) bei mir sei! Diese Ankündigung hielt sie glücklicherweise nicht davon ab, schnell zu kommen. Als Kate vor mir an der Tür ihres Zimmers erschien, war ich entsetzt, als ich sie sah. Ihre Füße waren in Bandagen gehüllt, ihre Beine waren fast mit Wunden bedeckt, während ein Arm, der frei lag, eine Masse von Verfall und Verwesung war. Sie trug einen dunklen Unterrock, der ihr bis knapp unter die Knie reichte, ein Hemd und einen roten Schal, der über die Hälfte ihrer Schultern geworfen war, so dass der verletzte Arm, der zu wund war, um mit Kleidung in Berührung zu kommen, nackt blieb, wie ich sah. Sie ist eine junge Frau von etwa vierundzwanzig Jahren, irischer Eltern und hat eine Schwester, eine Nonne in einem katholischen Kloster in Kalkutta. Diese Schwester, sagte sie, darf sie laut ihrem Orden weder besuchen noch in die Welt hinausgehen; sie ist also ganz der Gnade der einheimischen Frau ausgeliefert, von der ich geschrieben habe. Kate erzählte mir, dass sie Verwandte mit guten Beziehungen hat, die sich ihr aber nie nähern. Ihr Onkel zahlt die Miete für ihr Zimmer, aber für den Rest ihrer Bedürfnisse sorgt eine wohltätige Dame, die ihr umgerechnet 30 Schilling im Monat gibt, die aber Ende des Jahres nach England geht, weil sie befürchtet, dass ihr dieses Geld nicht mehr gezahlt wird. Sie war darüber sehr beunruhigt und fragte mich, ob ich glaube, dass jemand Geld schicken würde, wenn ihr das Geld gestrichen wird. Sie erzählte mir auch, dass sie sich in den Händen der einheimischen Dienerin sehr elend fühle und sich sehr, aber erfolglos bemüht habe, eine einheimische Christin zu finden, die sich um sie kümmert; denn wenn sie sterben sollte, möchte sie nicht mit einem Heiden allein sein. Sie sagte, sie würde gern in die staatliche Lepra-Anstalt gehen, wenn eine geeignete Unterkunft zur Verfügung gestellt würde. Sie war schon einige Jahre zuvor dort gewesen, konnte aber nicht in einem Zimmer mit einheimischen Leprakranken bleiben. Sie fragte mich, ob sich die Dinge jetzt geändert hätten und ob sie ein eigenes Zimmer oder eines, in dem nur weiße Frauen wohnten, bekommen könnte, wenn sie ginge. Ich musste ihr sagen, dass dies nicht möglich sei und dass sie sich in ihrem eigenen kleinen Zimmer wohler fühlte, abgesehen davon, dass sie ganz allein und auf die Gnade ihrer Dienerin angewiesen war. Auf die Frage, ob ich ihr etwas mitbringen könne, sagte sie mir, sie hätte gern ein Regenlaken, denn ihre Wunden seien so schlimm, dass sie ohne eines nicht gut schlafen könne. Sie bat mich auch, sie so oft wie möglich zu besuchen und andere mitzubringen, die ihre Freunde sein würden, wenn ich Indien verließe, was ich bald tun wollte.

KAPITEL X. ERZDIAKON
MICHELL – VERWENDUNG UNSERES FONDS – DIE AUSSÄTZIGE KATZE – DER IDIOTENJUNGE.

Da sich unser Aufenthalt in Kalkutta dem Ende zuneigte und ich meine Leprafreunde nur ungern verlassen wollte, ohne vorher eine einflussreiche Dame oder einen einflussreichen Herrn für sie und ihren traurigen Zustand zu interessieren, schrieb ich an Erzdiakon Michell , gab ihm einen vollständigen Bericht über meine Arbeit und fragte ihn, ob er mein Fondsgeld übernehmen und nach meiner Abreise sein Bestes für die Leprakranken tun würde. Er schickte mir einen freundlichen Antwortbrief, in dem er versprach, meiner Bitte nachzukommen, und bat mich, einen Tag festzulegen, an dem er mit mir die Lepra-Anstalt und auch Kate Reilly besuchen würde. Am folgenden Dienstag besuchten der Erzdiakon und ich in Begleitung von Mrs. Grant, meinem Mann und Bruder John die Leprakranken in der Anstalt und Kate Reilly, die sich alle freuten, so viele freundliche Gesichter zu sehen. Kate Reilly dankte uns immer wieder für unser Kommen und gab Mrs. Grant ein paar kleine Aufträge. Sie bat auch um ein wenig Unterwäsche und versuchte , Erzdiakon Michell ihren dringenden Bedarf an einer christlichen weiblichen Pflegerin klarzumachen . Sie erzählte mir, sie habe von einer einheimischen Christin gehört, die zu dieser Zeit mit einem Mann zusammenlebte, der wegging, und sie könne dann als Pflegerin für Kate kommen. Als die arme Kate bemerkte, dass dies nicht gerade die Art von Person zu sein scheine, die man sich aussuchen könne, sagte sie, dass es in dieser Angelegenheit keine Auswahl gäbe, dass nur die erniedrigtesten Ausgestoßenen sich um Leprakranke kümmern würden und dass niemand bereit wäre, eine solche Arbeit anzunehmen, wenn er seinen Lebensunterhalt auf andere Weise verdienen könnte. Der Reverend Mr. Michell schien von dem, was er gesehen hatte, sehr beeindruckt zu sein und versprach, Kate Reilly und die anderen Leprakranken bei künftigen Gelegenheiten zu besuchen. Wir vereinbarten, dass er das Geld, das ich noch in meinem Leprafonds hatte, übernehmen und die Bücher führen sollte, und dass Bruder John weiterhin wie üblich jede Woche die Leprakranken besuchen würde, alles mitnehmen würde, was sie benötigen könnten, und jedem europäischen und eurasischen Leprakranken eine Rupie geben würde, wie ich es gewohnt war. Er würde Mr. Michell die Abrechnung aller auf diese Weise ausgegebenen Gelder übergeben . Bevor ich Kalkutta verließ, gab ich etwa 20 Pfund des Fonds für den Kauf von Baumwollhemden, Umhängen, Nachthemden und Taschentüchern für die Frauen und Hemden für die Männer im Leprakrankenhaus aus, da es während der intensiven Hitze in Kalkutta notwendig ist, die Unterwäsche häufig zu wechseln. Als ich die Leprakranken das erste Mal sah, beschwerten sie sich bitterlich über den Mangel an sauberer Wäsche und waren erfreut, als ich ihnen einen guten

Vorrat davon besorgen konnte. Gesunde Personen, selbst unter den Einheimischen, die es sich leisten können, wechseln ihre Wäsche während der heißen Jahreszeit häufig. Wer keine Wechselkleidung besitzt, kann gesehen werden, wie er seinen einzigen Anzug wäscht, während er seine Waschungen in einem der zahlreichen Becken oder Badeplätze der Stadt vornimmt. Wenn die intensive Hitze das Baden und Wechseln der Kleidung für alle Menschen, ob reich oder arm, so unerlässlich macht, werden meine Leser sofort die Notwendigkeit erkennen , diejenigen, die von einer abscheulichen, übelriechenden Krankheit wie Lepra betroffen sind, mit einer großzügigen Menge sauberer Wäsche auszustatten; zumindest während der heißesten Monate des Jahres. Die armen Daisy und Bella taten mir in der fürchterlichen Hitze immer sehr leid. Bridget hatte keine Wunden, noch schien sie im Geringsten betroffen zu sein wie die armen Mädchen, denn in ihrem kleinen Zimmer war nie ein übler Geruch wahrnehmbar. Ich möchte erwähnen, dass eine der Eigenheiten der Lepra darin besteht, dass die Betroffenen Hitze sehr schlecht vertragen. Daher sitzen Leprakranke in der Regel gerne im Schatten und meiden die direkte Sonneneinstrahlung. Ich habe sie oft klagen hören, dass ihr Blut zu brennen schien. Die Haut der Jüdin hatte eine seltsame blaue Farbe angenommen , möglicherweise aufgrund der Medikamente, die sie eingenommen hatte, aber sie war nicht von abscheulichen Wunden entstellt wie Daisy und Bella, obwohl sie sich über einen sehr unangenehmen Hautgeruch beklagte. Alles, sogar die Texte an den Wänden in dem Zimmer, in dem Daisy war, schienen nach Lepra zu stinken. Jeder, selbst mit den abgestumpftesten Gefühlen, würde bei der Berührung mit diesem schrecklichen Geruch erschauern und könnte kaum umhin, die Notwendigkeit von Desinfektionsmitteln zur Überwindung des Geruchs anzudeuten. Bridget, die Tiere liebte, obwohl ich nicht weiß, wie sie es schaffte, sie zu füttern, bekam von Mrs. Grant eine Katze geschenkt. Zu gegebener Zeit wurde diese Mieze Mutter und schenkte ihr zu Bridgets großer Freude eine schöne Familie schildpattfarbener Kätzchen. Mrs. Puss ist, glaube ich, an Lepra erkrankt, denn ihr Gesicht ist sehr entstellt; sie hat fast kein Augenlicht mehr und Tränen liefen aus ihren Augen, genau wie ich es bei manchen Leprakranken bemerkt habe. Bruder John machte mich auf diese seltsame Katze aufmerksam und wir waren uns beide einig, dass wir so etwas noch nie gesehen hatten. Einige Monate später las ich, dass die Ärzte der Leprakommission in Simla einige Kaninchen mit dem Leprabazillus geimpft hatten und dass man nach der Tötung kurze Zeit später in ihren Körpern lepraartige Tuberkel oder Knötchen gefunden hatte. Nachdem ich gelesen habe, dass Kaninchen mit Lepra infiziert werden können, zweifle ich nicht daran, dass Bridgets Katze und wahrscheinlich auch ihre Kätzchen von der Krankheit befallen sind. In Indien ist es nicht ungefährlich, Katzen oder Hunde zu streicheln oder sie im Bett von Kindern schlafen zu lassen, da sie die Krankheit von Ort zu Ort übertragen können. So sehr es mir auch leidtut, der armen Bridget auch nur ein kleines Vergnügen vorzuenthalten, ich muss sagen, dass ich nicht glaube, dass eine Katze in einer Lepraanstalt untergebracht werden sollte, da es fast unmöglich ist, eine Katze eingesperrt zu halten oder ihre Bewegungen ständig zu kontrollieren, und nichts hindert sie daran, nachdem sie von Leprakranken gestreichelt und ihre Wunden geleckt wurde, zu einem gesunden Menschen zu gehen und sich von kleinen Kindern küssen und streicheln zu lassen.

Ich machte die Öffentlichkeit durch unsere Zeitung auf einen eingeborenen idiotischen Jungen aufmerksam, der zwar kein Leprakranker war, aber lange Zeit Insasse der Lepra-Anstalt in Kalkutta war. Aus dem, was mir Mr. McGuire erzählte, geht hervor, dass vor einigen Jahren vor der Lepra-Anstalt ein eingeborenes Kind gefunden wurde, das so deformiert war, dass es weder gehen noch stehen konnte und das sich in sitzender Position auf dem Boden fortbewegte. Die Leprakranken hatten ihn gefüttert, und obwohl er kein Leprakranker war, durfte er mit ihnen in der Anstalt leben. Als ich darauf hinwies, wie gefährlich es wäre, ihn ausschließlich mit Leprakranken zusammenleben und mit ihnen essen und schlafen zu lassen, und vorschlug, ihn wegzubringen, teilte mir Mr. McGuire mit, dass es keinen Ort gäbe, wo man ihn, einen deformierten, harmlosen Geisteskranken, unterbringen könnte, und dass er viele Jahre lang mit den Leprakranken gelebt hatte und zweifellos vollkommen glücklich war. Dieser Junge befindet sich zum Zeitpunkt des Schreibens dieses Artikels in der Lepra-Anstalt von Kalkutta und hat bisher keine Anzeichen einer Ansteckung gezeigt. Ein anderer Einheimischer, ein sehr schwerer Leprakranker, wurde wegen schlechten Benehmens aus der Anstalt auf die Straße geschickt. Hier haben wir einen mit Wunden übersäten Leprakranken, der von Mr. McGuire aus der Anstalt geschickt wurde, und zwar, wie ich annehme, mit voller Zustimmung des Polizeipräsidenten, weil er sich weigerte, innerhalb der Mauern für Ordnung zu sorgen. In der Anstalt in Bombay gibt es Zellen für widerspenstige Personen, aber in Kalkutta werden sie mit ihrer Krankheit und ihrem Elend auf die Straße geschickt, wo sie sich unter gesunde Menschen mischen und eine Gefahrenquelle für alle darstellen, mit denen sie in Kontakt kommen. Sie haben nicht einmal Anspruch auf die erbärmliche Unterkunft und den Schutz, die ihnen die Lepra-Anstalt von Kalkutta bietet. Es ist höchste Zeit, dass solche Skandale bekannt werden und dass die Regierung unverzüglich Maßnahmen ergreift, um sehr schwere Leprakranke wie den Mann, von dem ich spreche, abzusondern. denn als er mich zu Hause besuchte, um mir seine Geschichte zu erzählen, waren seine nässenden Wunden nicht verbunden und mein kleiner Junge spielte ganz in der Nähe seines Hockers. Außerdem würde er in den überfüllten Basaren von Kalkutta in engen Kontakt mit einer Anzahl gesunder einheimischer Kinder kommen, die völlig nackt herumlaufen und sich mit dieser Krankheit infizieren könnten.

KAPITEL XI.
DIE NONNEN DES KLOSTERS LORETTO.

Ich bin sehr froh, sagen zu können, dass ich bei meiner Arbeit von den Nonnen des Loretto- Klosters viel Mitgefühl und Hilfe erfahren habe. Obwohl ich der Church of England angehöre, stellte ich fest, dass die Ehrwürdige Mutter Provinzial, Mutter Mechtilda , Mutter Antonia und die Schwestern von Loretto House großes Interesse an meiner Arbeit unter den Leprakranken zeigten und mich mit ihren freundlichen Ratschlägen und finanziellen Unterstützungen auf jede erdenkliche Weise ermutigten und unterstützten. Ich lernte sie kennen, als ich meinen kleinen Jungen in ihr Kloster in den Bergen zur Schule schickte. Bei heißem Wetter ist es notwendig, so viele Kinder, wie ihre Eltern sich leisten können, aus der Hitze Kalkuttas in das kühlere Klima von Darjeeling oder einem benachbarten Bergort zu schicken , wo die Kleinen bleiben, bis die Temperaturen kühl genug sind, damit sie in die Ebene zurückkehren können, um dort zu lernen. Ich schickte meinen Jungen eine Saison lang mit den Nonnen nach Darjeeling, und als ich seine Reise vorbereitete, traf ich zum ersten Mal meine freundlichen Freunde. Ich ging gern zu ihnen; denn in Loretto war alles sehr friedlich . Es war kein ungewöhnlicher Anblick, einen Bettler am Klostertor sitzen zu sehen, der eine Mahlzeit aß, die die Nonnen ihm gebracht hatten; es war ihre Gewohnheit, nie einen Hungrigen wegzuschicken, ohne ihm etwas Essen mitzugeben, was das Kloster vielleicht hatte. Arme Menschen, die das wussten, bekamen oft eine Mahlzeit von den Nonnen. Wenn ich klingelte, war mir ein herzlicher Empfang immer sicher; denn eine oder mehrere meiner Freundinnen waren bestimmt zu Hause, und da sie alle Irinnen waren, war mein Empfang herzlich und aufrichtig. Ihr hübscher Salon war keineswegs reich oder großartig möbliert; aber im Kloster wurde mehr auf Komfort als auf Effekt geachtet.

Die grelle Sonne war abgeschirmt, auf dem Tisch standen immer frische Blumen, und die in einer Schüssel schwimmenden Gold- und Silberfische sahen kühl und erfrischend aus. Zahlreiche religiöse Gravuren und eine Menge exquisiter Stickereien, die von den Schülern und Nonnen angefertigt wurden, verliehen dem Raum ein gemütlicheres Aussehen, als man es normalerweise in Salons im Ausland findet.

Die Nonnen selbst sind in ihren sauberen weißen Gewändern ohne Drapierung oder Verzierung so freundlich und weiblich, dass einem sofort das Herz aufgeht. Ich kannte die liebe alte Mutter Provinzial noch nicht einmal eine Stunde, da erzählte ich ihr schon von all meinen Sorgen und Nöten, und ermutigt durch ihre Freundlichkeit fühlte ich mich nach solchen Besuchen besser in der Lage, mit der Welt zu kämpfen; denn nichts ist so tröstlich wie das echte Mitgefühl einer Frau für eine andere. Sie klopfte mir aufmunternd auf die Schulter und sagte: „Mach weiter, Liebes; tu weiterhin dein Bestes für diese armen Leprakranken, und wir werden für dich beten; alle Nonnen werden für den Erfolg einer Arbeit wie der deinen beten. Es ist so schön zu sehen, wie die jungen Leute sich für die Schwerstkranken einsetzen." Mutter Provinzial ermutigte mich nicht nur mit Worten, sondern sie rief auch eine Spendenaktion unter den Nonnen ins Leben und schickte mir einen Geldbetrag für meinen Leprafonds. Sie tat dies alles auf ihre ruhige, sanfte Art, da sie wusste, dass ich mich zu einem anderen Glauben bekannte als sie; aber sie ließ jedes Vorurteil beiseite, weil sie dachte, ich leiste eine gute Arbeit. Ich habe nur die angenehmsten und dankbarsten Erinnerungen an die Nonnen; denn ich fand sie während meiner gesamten Zeit in Kalkutta durchweg als dieselben freundlichen Freundinnen, ob sie nun gute oder schlechte Berichte erhielten. Sie müssen genug abfällige Bemerkungen über mich gehört und gelesen haben, um sich völlig gegen mich zu wenden, wenn sie nicht fest an meine Aufrichtigkeit geglaubt hätten; denn interessierte Personen, die nicht glaubten, dass jemand für eine ehrliche Sache arbeiten würde, wenn er nur von Motiven der Gerechtigkeit – wir wollen nicht von Wohltätigkeit sprechen – angetrieben wird, schrieben ihre Ansichten über mich in den Lokalzeitungen, in denen sie versuchten, mich lächerlich zu machen. Die Öffentlichkeit wusste jedoch, dass ich persönlich nichts zu gewinnen hatte und dass ich keinen anderen Spaß daran finden konnte, mich in die Gegend der Krankheit zu begeben, als denen zu helfen, die sich selbst nicht helfen konnten. Daher unterstützte sie mich und schickte mir von Zeit zu Zeit Geld, das ich für die Annehmlichkeiten der Leprakranken ausgeben konnte. Ich glaube, ich muss den Nonnen einen Großteil des Geldes verdanken, das ich erhielt; denn diese Damen verfügen über einen grenzenlosen Einfluss bei einer großen Zahl rechtschaffener Menschen, und sie nutzten ihn zum Wohl der Leprakranken, sodass mir durch sie viele Rupien zugesandt wurden.

Eines Tages sorgte ich für große Überraschung und Belustigung, als ich Mutter Mechtilda bat , mit mir zum Nachmittagstee zu kommen. Von ihr erfuhr ich, dass sie das Kloster nur verlassen, um in ein anderes zu gehen, und dass sie auch nicht auf öffentlichen Straßen spazieren gehen. Ich wagte zu sagen, dass es schade sei, dass sich so gute Frauen einschließen, wenn sie in der Welt unter den Armen und Kranken arbeiten könnten. „Unser Orden erlaubt uns nicht", antworteten sie, „auszugehen; wir unterrichten die Jugend. Es gibt Nonnen, Schwestern der Barmherzigkeit, die Kleinen Schwestern der Armen und viele andere Orden, deren Arbeit sie in die Welt führt. Wir unterrichten und helfen, arme Kinder einzukleiden."

Während sie mir das erzählte, läutete eine Glocke, und die Mutter bat mich, sie zu entschuldigen, kniete in dem Raum, in dem wir saßen, nieder und betete ein paar Minuten, woraufhin wir unser Gespräch fortsetzten. Ich hätte sie gern gefragt, welche Glocke sie zum Gebet rief, aber ich wollte nicht über ein so ernstes Thema wie dieses sprechen. Sie schickten mich nie ohne einen schönen Strauß frischer Blumen weg, die während ich wartete aus dem Garten gepflückt wurden. Dieses hübsche Zeichen wurde normalerweise von einem herzlichen „Gott segne Sie" begleitet, wenn ich mich umdrehte, um das Kloster zu verlassen. Sie widmeten sich nicht so ausschließlich ernsten Themen, dass sie die körperlichen Bedürfnisse ihrer Besucher vergaßen. An heißen Tagen standen immer ein erfrischendes Glas eisgekühlte Limonade und Kekse bereit, und die Bedürfnisse der Gäste wurden oft mit freundlicher Voraussicht vorweggenommen, bevor sie bekannt gegeben wurden. Es tut mir leid, sagen zu müssen, dass ich per Telegramm aus Kalkutta weggejagt wurde, bevor ich meinen lieben Freunden einen Abschiedsbesuch abstatten konnte. Ich bin überzeugt, dass es für diese Arbeit niemanden gibt, der mir mehr aufrichtige Wohlwollen schenkt, als die Nonnen des Klosters Loretto. Die Erinnerung an ihre freundlichen Worte und Taten werde ich immer in dankbarer Erinnerung im Herzen bewahren.

KAPITEL XII.
MEDIZIN – KEINE WARMEN BÄDER – EIN HÄSSLICHER SPIEGEL – WEIHNACHTSTAG IN DER LEPRA-ANLAGE – DER LEPRA-JUNGE – MR. BAILEY.

Im Leprakrankenhaus sah es nicht rosig aus. Dr. Unnas Medizin, die aus London eingetroffen war, wurde nicht fair getestet. Der europäische Arzt, unter dessen Aufsicht sie verabreicht wurde, hatte selbst kein Vertrauen in die verschriebenen Heilmittel gegen Lepra und hatte seine Patienten keiner regelmäßigen Behandlung unterzogen. Er war ein praktizierender Arzt in Kalkutta, und wir können es ihm nicht verdenken, dass er sich weigerte, die Behandlung von Leprakranken persönlich zu überwachen. Ein Arzt, von dem bekannt war, dass er regelmäßig zu Leprakranken ging, würde feststellen, dass die Leute zögerten, ihn wegen gewöhnlicher Leiden zu konsultieren, und seine Praxis würde darunter leiden. Die Leprakranken bekamen die Medizin; er gab Anweisungen zu ihrer Anwendung; aber ob sie sie einnahmen oder nicht, war ihre eigene Angelegenheit. Ein Insasse des Armenhauses, der Apotheker gewesen war, war damit beschäftigt, die von den Leprakranken verwendeten Medikamente zu verabreichen, aber es gab keinen erfahrenen Arzt, der die Verabreichung dieser Medikamente überwachen oder anwesend sein konnte. Daisy weigerte sich, Dr. Unnas Medizin auszuprobieren. Als ich sie nach dem Grund dafür fragte, nachdem sie so ungeduldig auf die Lieferung gewartet hatte, sagte sie mir, sie sei einverstanden, die Pillen zu nehmen, aber man müsse den Körper mit einer fettigen Salbe einreiben, und da kein warmes Wasser zum Baden verfügbar sei, wolle sie bis zu den heißen Monaten warten, wenn sie ein Bad nehmen und das Fett abwaschen könne. Dies geschah, wie ich erklären möchte, während der sogenannten kalten Jahreszeit, wenn es den Leprakranken unmöglich war, kalte Bäder zu nehmen, und sie es deshalb vorzogen, in Ermangelung warmer Bäder darauf zu verzichten. Die Pflegerin, die aus unserem Fonds bezahlt wurde, hätte, wenn sie überhaupt beaufsichtigt worden wäre, angewiesen werden müssen, ihren Schützlingen warme Bäder zu besorgen; aber da sie eine Eingeborene aus der Unterschicht war, die für ihr Gehalt so wenig wie möglich arbeiten wollte, wollte sie sich natürlich nicht mit der zusätzlichen Mühe belasten, warmes Wasser zu besorgen, wenn sie nicht dazu gezwungen war. Außerdem war es völlig beispiellos, dass einem Insassen der Lepra-Anstalt in Kalkutta „medizinische Linderung" wie ein warmes Bad gewährt wurde. Die Jüdin, die das Medikament eingenommen hatte, hatte, wie sie sagte, großen Nutzen daraus gezogen. Ich hätte gern einige der Beamten zu diesem Medikament befragt, da Kate Reilly um etwas davon zum Ausprobieren gebeten hatte; aber obwohl seit meinen ersten Besuchen bei den Leprakranken fast ein Jahr vergangen war, entschieden sich diese Herren, ihre feindselige Haltung mir gegenüber beizubehalten. Ich fragte Mr. McGuire, ob etwas von der Salbe für Leprakranke beschafft werden könne, die außerhalb der Anstalt lebten, und er sagte, das sei nicht möglich, also konnte ich Kate Reilly nichts davon geben. Bridget kümmerte sich wenig um das neue Medikament; denn glücklicherweise hatte sie keine Wunden am Körper, keiner ihrer Finger oder Zehen war verformt, und sie schien nicht unter der Mattigkeit zu leiden, die die Stimmung der anderen Insassen so sehr zu drücken schien. Sie war immer bereit, mich mit Bestellungen für die lächerlichsten Dinge zu belästigen, die ich dann alle in ihrer Gegenwart auf meine Notizblöcke schreiben musste. Einmal wollte sie ein Puppenhaus und war sehr wütend auf mich, weil ich keins von der Art fand und mitnahm, die sie sich vorstellte. An einem anderen Tag bat sie um einen Spiegel, da sie ihr Gesicht, wie sie sagte, seit zwanzig Jahren nicht mehr gesehen hatte! Ich brachte ihr ein kleines Zierstück; aber als sie hineinschaute und ihr Gesicht sah, wurde sie sehr wütend und sagte, sie hätte noch nie in ihrem Leben einen so hässlichen Spiegel gesehen! Ich spähte hinein und sagte, dass alles in Ordnung zu sein schien. „Ja", antwortete sie mit ihrem starken irischen Akzent, „für die Jungen ist alles in Ordnung, egal wie hässlich sie sind, die Jugend ist immer schön. Es sind die alten Leute wie ich, die schöne Spiegel wollen." Bruder John lächelte über das einseitige Kompliment, das ich erhalten hatte, und wir einigten uns darauf, ihr einen anderen Spiegel zu bringen, der sie nicht „hässlich aussehen ließ". Als wir die Anstalt verließen, hörten wir Bridgets Stimme rufen: „Nun, Mr. Jack (Bruder John), vergessen Sie nicht, an den Spiegel zu denken!" Bridget hatte sich die kindliche Angewohnheit angewöhnt, alles haben zu wollen, was sie sah; wenn wir sie also mit Sachen für die anderen Insassen im Korb besuchten, spähte sie immer hinein und sagte: „Was ist das?" „Wer holt das?" „Warum bringen Sie mir das nicht?" und so weiter, bis wir uns gezwungen sahen, den Plan zu beherzigen, in ihr Zimmer zu gehen, nachdem wir die anderen Stationen abgeklappert hatten und der Korb von allen Sachen leer war, bis auf die, die wir für sie mitgebracht hatten. Eines Tages, als ich ihr sagte, dass ich Indien verlassen würde, schickte sie Bruder John aus dem Zimmer und sagte in ihrer schmeichelndsten Art: „Geben Sie mir ein gutes Zeugnis bei den neuen Leuten, die kommen, wenn Sie gehen, sonst bringen sie mir nichts. Sagen Sie ihnen nicht, dass ich nach Sachen frage, die den anderen gehören; ich sage, geben Sie mir ein gutes Zeugnis bei ihnen!" Die arme alte Bridget hatte ein so hartes Leben geführt, dass es für sie wohl ganz natürlich geworden war, zuerst an sich selbst zu denken. Manchmal war sie sehr eigenartig und ihre Gedanken wanderten ab. Dann sprach sie auf seltsame Weise über ihre Jugend. Aus dem, was sie bei diesen Gelegenheiten zu sagen pflegte, erfuhr ich, dass sie Korsettmacherin gewesen war und „Tag und Nacht da saß und nähte, nähte". Manchmal wiederholte sie diese Worte immer und immer wieder und schien unsere Anwesenheit überhaupt nicht zu bemerken; dann, nachdem sie ein paar Minuten unzusammenhängend geredet hatte, betrachtete sie einige Blumen, die ich mitgebracht hatte, und sagte plötzlich: „Verwelkte alte Rosen, warum bringst du mir keine frischen Blumen?“ Ich versuchte ihr zu erklären, dass sie auf der langen Fahrt in der Hitze von meinem Haus zur Anstalt welk geworden waren, und sagte ihr, dass sie wieder aufleben würden, wenn sie sie ins Wasser stellte. Aber während ich sprach, „plapperte “ sie über etwas anderes und hörte kein Wort von dem, was ich sagte. Manchmal, wenn sie dachte, wir blieben länger bei Daisy oder einem der anderen als bei ihr, wurde sie wütend und sagte einige sehr unvorteilhafte Dinge über uns alle; aber wir nahmen es mit Humor, denn die arme alte Bridget war nicht ganz richtig im Kopf. Manchmal erschreckte sie mich fast mit den unheimlichen Geschichten von Geistern und Teufeln, die sie angeblich hier herumlaufen sah. Sie rief mich zu sich und sagte: „Dieser Ort ist voller Teufel; es gibt überall Teufel und unter diesem Zimmer liegen überall tote Knochen. Du weißt nicht, was hier nachts vor sich geht, und es sind alles Teufel; ich schreie und schreie und niemand kommt, weil der Ort voller Teufel ist.“ Wir sagten ihr immer, dass das alles Einbildung sei; aber sie wurde nie müde, mit uns über ihre Plünderungen zu sprechen. Sie war eine eingefleischte Geizhals und pflegte alle Kleidungsstücke, die ich ihr von Zeit zu Zeit brachte, wegzuräumen, anstatt sie zu tragen. Sie sagte, sie wolle sie „behalten“. Es machte ihr Spaß, eine bunte Schürze oder einen bunten Morgenmantel zu haben, diese zusammenzufalten und in eine Schachtel zu legen, damit sie sie herausnehmen und bewundern konnte, wenn sie etwas Hübsches zum Anschauen haben wollte.

Meine Leser werden zweifellos selbst entdeckt haben, dass ich von allen Leprakranken Daisy am liebsten mochte. Bella war auch ein liebes Mädchen, sprach aber selten mit jemandem. Die Jüdin war freundlich und nett, aber wie Bridget war sie sehr enttäuscht, wenn ich etwas vergaß, worum sie gebeten hatte. Daisy war immer gleich. Was auch immer ich ihr brachte, nahm sie mit Dankbarkeit an, aber vor allem gefiel ihr meine regelmäßigen Besuche. Sie hatte ein gutes Herz und war voller sanfter, liebevoller Zuneigung für Bella, die sie wie eine jüngere Schwester behandelte. Alles, was Daisy sagte oder tat, war in Bellas Augen richtig. Die beiden waren unzertrennlich. Daisy, die Bridgets *Haushalt im Allgemeinen* so gut beaufsichtigte, wie sie konnte, erzählte mir oft von den Launen der alten Frau, von denen viele für allgemeine Belustigung sorgten. Die Jüdin, die mit starkem deutschen Akzent sprach, sprach manchmal Wörter so falsch aus, dass Daisy lachen musste. Als sie das sah, wurde sie sehr wütend und schmollte lange. Ich möchte erwähnen, dass manche Ausländer, wie wir, es sehr hassen, ausgelacht zu werden, und oft einen in Wirklichkeit harmlosen Witz als ernsthafte Beleidigung auffassen. Daisy konnte sich jedoch manchmal ein fröhliches Lachen über einige der seltsamen Fehler der Jüdin nicht verkneifen und machte diese dadurch so wütend, dass eine anhaltende

Abkühlung zwischen ihnen die Folge war. Die Jüdin erzählte mir von diesen Streitereien und bat mich, ernsthaft mit Daisy zu sprechen; aber als ich das tat, sagte Daisy, dass sie es unmöglich fand, ihr Lachen zu unterdrücken, wenn die Jüdin so lustige Dinge sagte, wie sie es oft tat, ohne die andere in irgendeiner Weise beleidigen oder ihre Gefühle verletzen zu wollen. Da Weihnachten schnell näher rückte, bat mich Daisy, natürlich unterstützt von Bella, sie am Weihnachtstag zu besuchen. Sie versuchte, ruhig über meine Abreise aus Indien zu sprechen, brach jedoch zusammen und brach in Tränen aus. Anstatt sie zu trösten, weinte ich ebenfalls und fühlte mich sehr traurig und elend. Am Weihnachtsmorgen nahm ich so viele fröhliche und heitere Erinnerungen an die Feiertage in Form von Bonbons und „Leckereien" mit, wie mir einfielen. Die Männerstation war von dem kleinen Leprakranken mit bunten Inschriften dekoriert worden. „Ehre sei Gott in der Höhe" war über dem Eingang zu ihrer freudlosen Behausung angebracht und daneben auf einem Quadrat aus rosa Papier die Worte „Gott segne Captain Hayes, Gott segne Mrs. Hayes und Bruder John". Dies blieb lange Zeit über dem Eingang der Station hängen, bis alle Dekorationen abgenommen wurden. Daisy und die anderen hatten ihre Station nicht dekoriert, aber sie wünschten uns allen „Frohe Weihnachten" und dankten uns immer wieder dafür, dass wir an diesem Tag in eine so traurige Behausung wie die Lepra-Anstalt gekommen waren. Es fiel mir schwer, fröhlich zu sein und ihnen im Gegenzug „Frohe Weihnachten" zu wünschen. Es schien mir eine solche Verhöhnung, ihnen Fröhlichkeit vorzutäuschen. Die bunten Knallbonbons mit ihrem Lametta und ihren leuchtenden Farben wirkten dort fehl am Platz. Weihnachten mit seiner Freude und Fröhlichkeit schien ihren traurigen Herzen keinen Trost zu spenden. Ich bewunderte die Dekorationen in der Männerstation und nahm einen Strauß Rosen von meinem jungen Leprafreund entgegen, dessen Gesicht vor Freude strahlte, als er sie mir überreichte. Die Blumen waren von dem Kind, das ein echter Künstler mit einem scharfen Auge für das Schöne ist, mit größter Sorgfalt arrangiert worden, und es tat mir leid, als ich sein Geschenk später wegwarf, als ich das Leprakrankenhaus nicht mehr sehen konnte; denn ich konnte nichts von diesem verseuchten Ort mit nach Hause nehmen. Daisy hatte Mrs. Smith, die Oberin des Armenhauses, beauftragt, mir eine kleine Arbeitskiste zu kaufen, während Bella ein Löschblatt bestellte. Beides sollte Mrs. Smith besorgen und mir am Weihnachtsmorgen in ihrer Gegenwart überreichen. Ich kann mich nicht erinnern, jemals in meinem Leben ein Geschenk bekommen zu haben, über das ich mich so gefreut habe. Mrs. Smith, Daisy, Bella und ich waren während der Übergabe alle in Tränen aufgelöst, sodass weder Reden gehalten noch Redekunst zur Schau gestellt wurde. Ich konnte nicht einmal ein Wort des Dankes hervorbringen, sondern stand wie ein Narr da und weinte still und versuchte, meine Tränen zu verbergen, indem ich eifrig die Dinge aus dem Korb nahm, die ich mitgenommen hatte. Bruder John, der die Szene beobachtet hatte, vergoss, glaube ich, ebenfalls Tränen, denn er hatte sein Gesicht abgewandt und benutzte sein Taschentuch, als hätte er sich plötzlich eine schlimme Erkältung eingefangen. Ich kann diese Szene in ihrer ganzen Traurigkeit überhaupt nicht beschreiben. Die armen Bella und Daisy waren so schlimme Aussätzige, dass sie mir die Geschenke nicht hätten geben können, selbst wenn sie es versucht hätten, und es schien unsagbar nett von ihnen, mir ihre sorgfältig ausgewählten und nützlichen Geschenke zu besorgen. Ich versuchte, ein paar heitere Dinge über Weihnachten zu sagen und sie für die lustigen Knallbonbons, Karten und verschiedenen Dinge zu interessieren, die ich aus dem Korb nahm; aber meine Worte schienen nicht zu wirken, und eine große Traurigkeit überkam uns alle. Daisy und Bella saßen schweigend zusammen, während ich meine Sachen auf ihrem kleinen Tisch abstellte; Da mir nichts Fröhliches einfiel und ich mich auch nicht traute, es auszusprechen, selbst wenn ich es getan hätte, trocknete ich meine Augen und ging in Bridgets Zimmer. Sie hatte mir viel zu erzählen und schnatterte voller Freude vor sich hin, als sie all die hübschen Knallbonbons und Karten und die leuchtenden Farben sah , die sie so sehr liebte. Auch die Jüdin war sehr erfreut über das, was wir ihr mitbrachten, und „fragte sich, wer so nett zu ihr sein würde, wenn ich gegangen wäre." Ich fand die Männer traurig und deprimiert vor. Ramey, dem es nicht so gut ging wie sonst, schien sich über meine Abreise große Sorgen zu machen und begann zu spekulieren, wo wir alle bis zum nächsten Weihnachtsfest sein würden. Er hatte eine Bitte : Ich würde ihm vor meiner Abreise ein Foto von mir und meinem Mann schenken und dankte mir herzlich für meine Freundlichkeit ihm gegenüber. Dann füllten sich seine Augen mit Tränen und er brach völlig zusammen. Als Little Underwood, der Junge, der mir die Blumen geschenkt hatte, Ramey sah, begann er ebenfalls zu weinen, und so hatten wir kein „fröhliches" Weihnachtsfest, sondern ein äußerst trauriges. Als ich kurze Zeit später in die Anstalt ging, um mich von ihnen zu verabschieden, hatte ich mir vorgenommen, ihnen allerlei nette Dinge zu sagen; aber nichts davon wurde wirklich ausgesprochen, denn wir weinten alle wieder. Daisy sagte: „Wir werden uns nicht verabschieden, aber –" was auch immer sie sagen wollte, sagte sie nicht; denn sie weinte und konnte nicht weitermachen. Ich sagte ihnen, dass Bruder John sie weiterhin wie üblich besuchen würde. „Ja", sagte Ramey, „aber Sie haben so tapfer für uns gekämpft." Sie waren jedoch alle froh, die Nachricht von Bruder Johns geplanten Besuchen zu erhalten, und ich versprach, dass sie von Zeit zu Zeit von mir hören würden. Ich sagte ihnen auch, dass Erzdiakon Michell eingewilligt hatte, sich um ihr Wohlergehen zu kümmern. Als ich am nächsten Tag aus meinem Tor fuhr, war ich überrascht, den kleinen Underwood zu sehen, der den ganzen Weg vom Leprakrankenhaus gelaufen war, um mir auf Wiedersehen zu sagen! Er errötete und schaute ganz verlegen auf einige herabhängende Blumen, die er in der Hand hielt, als schäme er sich, sie mir anzubieten. Ich konnte sehen, dass er sich freute, als ich sie annahm und ihm dankte. Die Dankbarkeit dieser armen Leprakranken mir gegenüber für das Wenige, das ich für sie tun konnte, war sehr echt und ehrlich und wird mir immer als feierliche und heilige Erinnerung in Erinnerung bleiben.

Die Ärzte der Leprakommission haben die Insassen der Kalkutta-Anstalt besucht, sie fotografieren lassen und zahlreiche Nachforschungen über die Vorgeschichte jedes Leprakranken angestellt. Bislang hat die Regierung jedoch nichts unternommen, um diesen Leidenden eine angemessene Unterbringung oder sofortige Hilfe zu bieten. Was ich geschrieben habe, wurde in der aufrichtigen Hoffnung getan, dass sich freundliche Menschen ihrer Sache annehmen und sie umgehend dort unterbringen, wo sie die Freundlichkeit und Fürsorge erfahren, die kranken Menschen zuteilwird.

Mr. McGuire, der Verwalter, ist ein strenger Zuchtmeister und ein bewundernswerter Mann im Umgang mit den vielen Faulenzern und schlechten Charakteren, die die Straßen von Kalkutta heimsuchen; aber er ist nicht gleichermaßen geeignet, sich um die Bedürfnisse der gebrechlichen Leprakranken zu kümmern, die unter ihrer Leidenslast eine freundliche und sanfte Behandlung brauchen. Mrs. Smith, die Oberin des Armenhauses, ist Mr. McGuire unterstellt und besitzt in ihrer Position wenig oder gar keine Macht. Ich habe sie als gutherzige Frau kennengelernt, die auf vielerlei Weise versuchte, freundlich zu den Leprakranken zu sein; aber da sie leider nicht über Geld verfügt, kann sie nicht die erforderlichen Wäschewechsel für sie bestellen oder sich um ihre Bedürfnisse kümmern, wie es eine Frau mit Autorität tun könnte. Mr. McGuire muss für alles, was sie brauchen, kontaktiert werden, eine Regelung, die, um zufriedenstellend zu sein, wohl kaum immer einer Frau anvertraut werden sollte.

Ich konnte von einer wohltätigen Dame eine kleine Geldsumme für Kate Reilly erbeuten und übergab sie Archidiakon Michell mit der Bitte, sie damit mit allem zu versorgen, was sie braucht, anstatt sie der einheimischen Dienerin zu überlassen, damit sie nach eigenem Ermessen darüber verfügen kann. Bruder John hat versprochen, sie oft zu besuchen, und Mrs. Grant wird sie sowie die Lepra-Anstalt so oft wie möglich besuchen. Die anderen Lepra-Rentner erhalten ihr Geld wie üblich von Archidiakon Michell , und ich werde mein Bestes tun, um den Fonds aufrechtzuerhalten; denn es ist für diese armen Leprakranken eine große Erleichterung, mit kleinen Dingen versorgt zu werden, die sie sich sonst nicht leisten können.

Ich habe mit Interesse einen kurzen Bericht über die Lepra-Anstalt in Kalkutta gelesen. Er stammt aus dem Buch „Ein Blick auf die indischen Missionsfelder und Lepra-Anstalten", geschrieben von Mr. Wellesley Bailey, einem schottischen Missionar, der die Lepra-Anstalt in Kalkutta 1886 besuchte. Über den 19. Januar sagt er: „Vor dem Frühstück verbrachte ich anderthalb Stunden in der Lepra-Anstalt und hatte ein sehr interessantes Gespräch mit Miss J—— [Daisy]. Ich las und betete mit ihr, und sie schien sehr dankbar für den Besuch zu sein, das arme Ding. Ich nahm einige Bücher mit, die ich von einem Freund im Norden Schottlands bekommen hatte, und verschenkte sie an diejenigen, die Englisch sprechen konnten. Ich wünschte nur, meine Freundin hätte die Freude sehen können, die ihre Geschenke in diesem trostlosen Heim hervorriefen, und es hätte ihr eigenes Herz erfreut." Später lesen wir: „21. Januar. Nach dem Frühstück fuhr ich (eine lange Strecke) nach Belvidere, um den Vizegouverneur, Sir Rivers Thompson, aufzusuchen, der so freundlich war, mir ein paar Minuten seiner kostbaren Zeit zu widmen. Seine Ehren empfing mich sehr freundlich und hörte mir aufmerksam zu. Ich besuchte ihn, um ihm die Überbelegung des Lepra-Asyls zu erklären und ihn zu fragen, ob er seinen Einfluss geltend machen könnte, damit vor Ablauf seiner Amtszeit, was sofort geschehen wird, etwas unternommen wird. Er sagte, die einzige Möglichkeit, die Sache zu erledigen, bestehe darin, die District Charitable Society dazu zu bewegen, sich in der Angelegenheit zu engagieren; und wenn sie einen Antrag an ihn stellten, würde er sehen, was sich tun ließe. Aber die Zeit war knapp, und die Formalitäten, die erledigt werden mussten, waren langwierig, und deshalb konnte nichts getan werden." Mit diesen Worten streicht Mr. Bailey das Calcutta Leper Asylum aus seinem Buch und fährt mit der Beschreibung seines Besuchs in Darjeeling fort. Er erwähnt Bridget, Bella oder die Jüdin nicht; wahrscheinlich war er nicht in der Lage, alle englischsprachigen Leprakranken zu besuchen, sonst hätte er es getan. Anderson und Phillipe , ein Engländer und ein Franzose, sind Leprakranke, die erst vor kurzem in die Männerstation eingeliefert worden sind, daher konnte Mr. Bailey sie 1886 nicht kennengelernt haben.

Um die Worte eines Freundes zu gebrauchen, kann ich sagen, dass der Gedanke, dass „eine gute Zeit kommt" für diejenigen, die in diesem Leben leiden, für die Betroffenen selbst zweifellos ein großer Trost ist; aber sicherlich ist dieser Gedanke auch größtenteils für unsere Gleichgültigkeit gegenüber dem Leiden anderer verantwortlich. Solange die Sklaven ihres Selbst sicher sind, dass Gott „es am Ende wieder gutmachen wird", wird ihre Selbstsucht durch ihren Glauben gerechtfertigt sein. So wird die Gerechtigkeit Gottes zu einer Entschuldigung für die Lieblosigkeit der Menschen.

KAPITEL XIII.
AUSSÄTZIGE IN BOMBAY – EIN VORTRAG IM SOROSE CLUB – UNSERE ABREISE AUS INDIEN.

Als ich kurz vor unserer Abreise aus Indien durch Bombay kam, besuchte ich Herrn Ackworth , den Stadtkommissar, dem die Interessen der Leprakranken am Herzen liegen und dem es durch ernsthafte Bemühungen gelang, 75.000 Rupien für den Bau eines Lepraheims in Matoonga in der Nähe von Bombay aufzubringen. In dieser in jeder Hinsicht bewundernswert geführten Einrichtung sah ich 210 einheimische männliche und weibliche Leprakranke. Europäer waren keine dabei. Herr Ackworth teilte mir mit, dass für den Fall, dass sich europäische Leprakranke zur Aufnahme in das Heim meldeten, gesonderte Gebäude für sie errichtet und ihr Komfort so weit wie möglich optimiert würden. Ich fand alle Stationen gut belüftet vor, und obwohl sich 210 Leprakranke in den Gebäuden befanden, waren neben dem Geruch der verwendeten Desinfektionsmittel keine unangenehmen Gerüche wahrnehmbar. Die einheimischen Leprakranken werden von zwei Krankenschwestern betreut, und es gibt außerdem kompetentes männliches Personal, das die Insassen der Männerstation ankleidet und betreuen. Ein reguläres Ärzteteam unter der Aufsicht von Dr. Weir kümmert sich um die Leprakranken, und ein Chirurg ist immer vor Ort. Das Matoonga Asylum liegt etwa fünf Meilen außerhalb von Bombay und ist von der Hauptstraße durch Bäume und Laub verdeckt. Mr. Ackworth lässt in den Gärten Blumen pflanzen, um seine Patienten für die Gartenarbeit als Zeitvertreib zu begeistern. Den Leprakranken in dieser Einrichtung ist es nicht gestattet, zu ihrer alten Beschäftigung, dem Betteln auf der Straße, zurückzukehren. Beim Eintreten wird ihnen gesagt, dass sie die Einrichtung nie wieder verlassen dürfen. Mr. Ackworth hat keine rechtliche Macht, diese Leprakranken festzuhalten, aber um ihnen das Gegenteil zu weismachen, hat er ein altes Stadtgesetz entdeckt, das flexibel genug ist, um es ihm zu ermöglichen, die Straßen und überfüllten Slums von Bombay von Leprakranken und Personen zu säubern, die an einer ansteckenden Krankheit leiden. Anlässlich meines Besuchs begleiteten Dr. Weir und Dr. Charles Mr. Ackworth und mich, und wir machten gemeinsam den Inspektionsrundgang. Ich bemerkte mehrere katholische Rosenkränze, die neben den Betten der Leprakranken hingen, und erfuhr auf meine Nachfrage, dass diese Leidenden regelmäßig von ihrem Priester besucht wurden. Ich fragte Herrn Ackworth , ob einer unserer protestantischen Geistlichen die Leprakranken besucht habe, und er erzählte mir, dass zwar einer lautstark darum gebeten hatte, seinen Namen in das Komitee der Anstalt aufzunehmen, und dies auch erreicht hatte; er habe jedoch nie die Insassen besucht oder sich weiter um sie zu kümmern scheinen! Während wir uns unterhielten, wurde ein einheimischer Leprakranker von einem Wärter aus einer der Männerstationen geführt. Er sank in einem Zustand großer Erschöpfung in der Nähe des Gebäudes zusammen und rief in seiner eigenen Sprache einige Worte, die, wie mir Dr. Weir sagte, darauf hinausliefen, dass er im Sterben liege und uns anflehe, ihn zu retten. Armer Mann! Er wusste, dass diese Herren freundlich zu ihm gewesen waren, indem sie ihm ein Zuhause gaben, seine Wunden verbanden und seine Leiden mit allem linderten, was medizinisches Können leisten konnte; daher dachte er wohl, dass so mächtige Männer wie diese *Sahibs* seien; könnten die Hand des Todes aufhalten, wenn sie es wollten. Er hatte daher einen der Krankenpfleger überredet, ihn vor seine Wohltäter zu führen, damit diese sein Elend sehen könnten. Er wurde mit Mühe wieder in die Krankenstation zurückgehoben und auf sein Bett gelegt; denn er hatte sich nach etwas gesehnt, was ihm kein Sterblicher geben konnte – Leben. Die Strahlen der untergehenden Sonne fielen auf sein Gesicht, das einen mitleiderregenden Ausdruck von Elend und Verzweiflung zeigte. Ich wandte mich ab und blickte auf das herrliche Licht der Sonne auf dem Meer in der Ferne – ein wunderschönes blaues Meer, auf dem zahlreiche Boote mit ihren weißen Segeln friedlich hin und her glitten – und dann auf die weißen Grabsteine am Hang, die die Ruhestätte einiger Nachzügler markierten, die vor uns gegangen waren; als Mr. Ackworth mich daran erinnerte, dass die Schatten länger wurden und dass wir unsere Rückfahrt antreten müssten. Nachdem wir Küche, Operations- und Lagerräume besichtigt hatten, die alle auf ihre Art vorbildlich sind, winkten wir den vielen Leprakranken, die sich versammelt hatten, um uns ihren Abschiedsgruß zu geben, zum *Abschied zu* und fuhren nach Bombay. Ich dachte an die arme Daisy, Bridget, Bella, die Jüdin und an die männlichen Leprakranken, die sich in dieser pestilenzialischen Anstalt in Kalkutta zusammendrängten, und wünschte, ich hätte sie der freundlichen Obhut von Mr. Ackworth und Dr. Weir übergeben können. Während der Fahrt erzählte mir Dr. Charles, dass er am nächsten Tag nach London abreisen würde, und fügte hinzu, dass wir versuchen sollten, Mr. Ackworth dabei zu helfen , Gelder für den Betrieb seiner Anstalt zu beschaffen. Ich glaube, die Regierung stellt monatlich 1.000 Rupien zur Deckung der Kosten zur Verfügung, aber Mr. Ackworth wollte die Gebäude erweitern, da viel mehr Leprakranke um Aufnahme baten und Gelder benötigt wurden. Dr. Charles war von meinem Plan, den europäischen und eurasischen Leprakranken Trost zu spenden, begeistert und äußerte die Meinung, dass unser eigenes Volk in Indien schrecklich vernachlässigt wird, wo fast alles, was von der öffentlichen Wohltätigkeit getan wird, einzig und allein den Eingeborenen zugutekommt. Er versprach, sein Möglichstes zu tun, um mir und meiner Sache zu helfen, wenn er mich in England treffen würde, da er der Ansicht sei, dass es die Pflicht eines jeden Engländers und einer jeden Engländerin sei, den Kranken und Leidenden ihres eigenen Landes zu helfen, wo und wann immer sie dies tun könnten.

In Bombay gibt es einen Club ausschließlich für Damen namens „ Sorosis ", dessen Vorsitzende Dr. EB Ryder ist, eine Amerikanerin mit gutem Herzen, klarem Kopf und großer Liebe für alle Angehörigen ihres eigenen Geschlechts. Sie empfing mich sehr freundlich, als ich sie besuchte. Sie schien so interessiert an meiner Arbeit unter den Leprakranken von Kalkutta, dass ich ihr einen Auszug dieses Buches als Manuskript zum Lesen schickte. Am nächsten Tag rief sie mich an und fragte mich, ob ich zum Sorosis Club gehen und den etwa zwanzig Damen, die sich dort versammelt hatten, um mich zu treffen, von meiner Arbeit unter den Leprakranken erzählen wollte. Bei dieser Gelegenheit hatte ich ein äußerst aufmerksames und mitfühlendes Publikum aus gutherzigen Damen, die alle Tränen vergossen, als ich ihnen von der dankbaren Güte der armen Leprakranken mir gegenüber und von ihrem traurigen und einsamen Leben erzählte. Eine Dame notierte sich die Adresse von Erzdiakon Michell und versprach, zu versuchen, meinen Freunden etwas Geld zu schicken und so mit ihnen in Verbindung zu bleiben. Dr. Ryder sagte, wenn ich in England in ihrem Namen Vorträge halte, würde ich Geld bekommen und ich hätte mein Publikum mit der Ernsthaftigkeit, mit der ich meine Geschichte erzähle, mitgerissen. Ich muss wohl kaum sagen, dass ich ihren Hinweis nur zu gern annehmen würde, wenn ich ihn wirksam umsetzen könnte.

Dr. Ryder und die gutherzigen Damen des Sorosis Clubs äußerten bei meinen Abschiedsgrüßen den Wunsch, ihnen Exemplare dieses Buches zuzusenden, sobald es veröffentlicht sei, und wünschten mir von Herzen „Gott schütze mich" für meine Arbeit. Es war sehr wohltuend für meine Gefühle, Freundlichkeit und Hilfsangebote für die Arbeit zu erfahren, für die ich so viele Abfuhren erlitten hatte. Als ich an Bord der SS *Calabria ging*, die uns nach Hause bringen sollte, hatte ich das Gefühl, dass ich mich mit ihren freundlichen Worten im Ohr hinsetzen und mit neuer Kraft an meinem Buch arbeiten könnte , im sicheren Gefühl, dass ebenso freundliche und mitfühlende Frauen wie meine Freundinnen aus Bombay es in England mit Interesse lesen würden, und dass vielleicht etwas für meine armen, leprakranken Freunde in Kalkutta getan werden könnte. Als wir in Aden ankamen, schickte ich Daisy einen langen Brief, in dem ich ihr erzählte, was ich tat, und versprach, ihnen etwas aus London zu schicken. Ich bat sie, dafür zu sorgen, dass Ramey und den anderen männlichen Leprakranken mein Brief vorgelesen wird, und versprach ihr, sie von Zeit zu Zeit über alles auf dem Laufenden zu halten, was für sie von Interesse sein könnte.

Gerade als dieses Buch in Druck geht, habe ich einen Brief von Mrs. Grant erhalten, in dem sie mir mitteilt, dass es allen europäischen und eurasischen Insassen des Leprakrankenhauses in Kalkutta noch genauso geht wie damals, als ich sie verließ, mit Ausnahme von Ramey, der sehr krank ist und nicht mehr lange zu leben hat. Ich bedauere zutiefst, dass Mrs. Smith plötzlich an einer Herzkrankheit gestorben ist. Die armen Leprakranken haben in ihr eine gute Freundin verloren. Mrs. Grant arbeitet tapfer für diese gute Sache und hat das Interesse an diesen hilflosen Leidenden geweckt.

KAPITEL XIV.
BEMERKUNGEN ZUR LEPRA.

Von Oberarzt GG MacLaren , MD

Lepra ist bekanntlich eine weltweit verbreitete Krankheit, von Norwegen und Schweden im Norden über Indien und China im Osten bis hin zu Australien und den Inseln der Südsee.

Meine persönlichen Erfahrungen beschränken sich jedoch auf Indien, wo ich die Krankheit seit fast zwanzig Jahren genau beobachte. Es wäre unangebracht, in einer Arbeit dieser Art auf eine technische oder wissenschaftliche Beschreibung ihrer Natur und ihres Verlaufs einzugehen. Es ist allgemein bekannt, dass derzeit in Indien eine Kommission aus fünf Männern tagt, die höchst kompetent sind, die Geschichte der Krankheit in all ihren Zusammenhängen zu untersuchen, und ihr Bericht, der Ende des Jahres veröffentlicht wird, wird zweifellos Informationen liefern, die von größtem Wert sind, um Mittel zu ihrer Linderung und wahrscheinlich endgültigen Ausrottung zu finden. Mein Dienst in Indien hat mich in ein Gebiet geführt, in dem Lepra leider unter der einheimischen Bevölkerung außerordentlich weit verbreitet ist, obwohl dies nicht ausschließlich auf diese beschränkt ist; denn ich hatte auch Fälle von Europäern zu behandeln. Dies veranlasste mich, mich der Sache anzunehmen, mehr aus der Hoffnung heraus, Leiden zu lindern, als aus irgendeinem anderen Grund, da die elenden Opfer als einfache Bettler umherwandern durften, Ausgestoßene von ihren eigenen Freunden und Dörfern. So verwandeln sie sich, wenn nicht in eine Gefahr für ihre Mitgeschöpfe, so doch zumindest in eine äußerst unangenehme Plage und einen Schandfleck für die ganze Gemeinschaft. Am Sonntagmorgen auf die Straßen und Wege einer indischen Station zu blicken (und dies war die Art und Weise, wie diese elenden Kreaturen das Mitgefühl ihrer Mitgeschöpfe in meiner eigenen Station gewannen), die von Reihen von Leprakranken gesäumt waren, die ihre widerlichen Wunden und ihre verstümmelten und deformierten Körper der Öffentlichkeit zur Schau stellten, war ein Anblick, der selbst das härteste und gleichgültigste Herz berühren musste. Um die tägliche Zurschaustellung dieser grauenhaften Szenen zu verhindern, gewann ich das Mitgefühl der Öffentlichkeit und konnte, wie aus dem Bericht über das Leprakrankenhaus in Dehra Dun hervorgeht, der an anderer Stelle in diesem Werk erwähnt wird, einen Zufluchtsort für alle errichten und finanzieren, die seine Annehmlichkeiten und Vorteile nutzen wollten. Es fiel mir überhaupt nicht schwer, alle Betroffenen – Alte und Junge, Männer und Frauen – dazu zu bewegen, dort Quartier zu nehmen. Vor der Aufnahme erklären sich alle damit einverstanden, *dauerhaft hier* zu leben und getrennt zu leben. Ich habe die wohltuenden Auswirkungen der Segregation, die in den Rückzugsorten in

Norwegen und Schweden eingeführt wurde, sorgfältig studiert und dabei den deutlichen Rückgang der Zahl der eingeführten Fälle in den Jahrzehnten nach der Gründung dieser Einrichtungen beobachtet. Nach diesem Prinzip wurde 1879 das Dehra Dun Lepra-Asyl eröffnet, das seitdem besteht. Dort sind die Geschlechter streng getrennt und die Insassen leben und werden unter den angenehmsten Bedingungen versorgt . Während dieser Jahre hatte ich dort ständig Gelegenheit, die Natur und den Verlauf der Krankheit zu studieren.

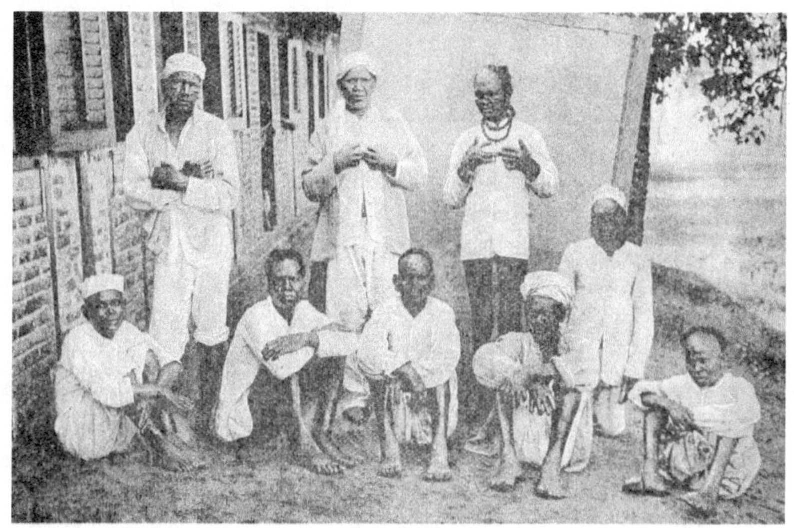

MÄNNLICHE LEPRAKRANKE.

Da ich fest davon überzeugt bin, dass alle Krankheiten – oder die Neigung zu ihnen, sowohl geistig als auch körperlich – vererbt werden, konnte ich in mindestens dreißig Prozent der Fälle, die ich beobachtete, eine direkte Übertragung nachweisen . Die Krankheit ist zweifellos, wie die meisten anderen, auf das Vorhandensein eines Bazillus im Blut zurückzuführen , *und* wenn dieser nicht direkt von den Eltern auf die Kinder übertragen wird, sind seine Auswirkungen zweifellos erblich. Dies sind jedoch Punkte, die ich nicht diskutieren muss, da sie von den Leprakommissaren besonders geprüft werden. Aufgrund meiner eigenen Überzeugungen hinsichtlich der Übertragbarkeit und Ansteckung von Lepra habe ich das Dehra Dun Asylum nach dem bereits erwähnten Prinzip gegründet, und es hat sich bisher hervorragend bewährt; alle seine Insassen leben unter ihren unglücklichen Bedingungen so glücklich wie möglich und beenden ihr Leben zufrieden! Ich hatte natürlich reichlich Gelegenheit, die Natur der Krankheit und ihre Auswirkungen auf die verschiedenen Organe des Körpers zu studieren, und bei den vielen Untersuchungen, die ich *post mortem durchgeführt habe* , kann ich bezeugen, dass kein einziges Organ im ganzen Körper von den Angriffen und Eingriffen dieser schrecklichen und abscheulichen Krankheit verschont bleibt. Sie befällt das Gehirn, die Rückenmarksnerven, die Augen, Zunge und Kehle, die Lunge, die Leber und andere Verdauungsorgane. Darüber hinaus verstümmelt und deformiert sie, wie allgemein bekannt ist, die äußeren Körperteile auf eine zu abstoßende Art und Weise, um sie zu beschreiben. Es ist schmerzlich, das Ausmaß der beklagenswerten Leiden zu sehen, die manche dieser Geschöpfe aushalten müssen. Es stimmt, dass viele nur wenig Schmerz empfinden – eine der Formen der Krankheit, *die Betäubung* oder Gefühllosigkeit der betroffenen Teile hervorruft; aber das ist nur bei wenigen der Fall. Die Mehrheit leidet in unterschiedlich starkem Maße, je nach betroffenem Organ oder Körperteil, und es ist ein Irrtum anzunehmen, sie würden wenig leiden. Viele Menschen verlieren bei den frühen Formen der Krankheit ihren Seh-, Geruchs- und Geschmackssinn, und wenn ihre Lunge oder ihr Hals befallen sind (eine häufige Form), sind ihre Qualen furchtbar quälend und schmerzhaft anzusehen. Die Krankheit breitet sich langsam und schleichend aus, was sie umso anstrengender macht, und der schmerzhafte und langsame Tod, zu dem die meisten verurteilt sind, ist ein Zustand, über den man nur ungern nachdenkt.

Hinzu kommt ein besonders stechender Geruch , der allen Leprakranken gemein ist, ob Europäer oder Inder, und der ständig von ihrem Körper ausgeht, was den Kontakt oder sogar ein enges Gespräch mit den Betroffenen höchst unangenehm macht. Während meiner über 25-jährigen Erfahrung als Arzt hatte ich es natürlich mit allen möglichen Leiden zu tun, aber der Geruch , der vom Körper der Leprakranken ausgeht, ist so eigenartig und „ekelerregend", dass mir die Worte fehlen, um ihn genau zu beschreiben. Ein Besuch in einer Lepraanstalt oder der Besuch eines einzelnen Leprakranken, mit dem ich mich unterhalten musste, löst ein Gefühl aus, das ganz anders ist als das, was man beim persönlichen Kontakt mit anderen Krankheiten empfindet. Im Mund entsteht ein eigenartiges Gefühl und das unwiderstehliche Gefühl, eine ekelhafte und schädliche Substanz eingeatmet zu haben, die an der Zunge und den Mund- und Rachenschleimhäuten klebt . Dieses Gefühl hält manchmal noch fünfzehn Minuten nach Ende meines Besuchs an und verschwindet erst vollständig, wenn ich es durch das Rauchen einer Pfeife oder Zigarre überwunden habe. Dieses Ergebnis (und es ist sicherlich keine Einbildung) sollte der breiten Öffentlichkeit stark im Gedächtnis bleiben und als starkes Argument dafür gelten, alle Leprakranken von direktem oder indirektem Kontakt mit Körpern oder Dingen fernzuhalten, die sich als ansteckend erweisen könnten. Es ist vielleicht nicht unangebracht, hier zu erwähnen, dass ich mich seit 1875 mit größter Sorgfalt der Behandlung von Lepra gewidmet habe, alle von Zeit zu Zeit empfohlenen Medikamente gewissenhaft ausprobiert und alle äußerlichen Anwendungen, die mir empfohlen wurden, schonungslos und über längere Zeiträume angewendet habe, und offen zugeben muss, dass ich von keiner dieser Methoden den geringsten *dauerhaften* Nutzen erfahren habe. In Büchern werden verschiedene Formen der Krankheit beschrieben, aber meiner Erfahrung nach handelt es sich dabei lediglich um äußere oder spezielle Erscheinungen, die alle aus derselben einzigen Ursache resultieren und für die spezielle Lokalität im System des angegriffenen Organs bestimmt sind. *Einmal ein Aussätziger, immer ein Aussätziger*, ist das traurige Ergebnis meiner langjährigen Beobachtung, ganz gleich, wie die Behandlung ausfallen mag. Daher obliegt es uns als Menschen, einfach alles in unserer Macht Stehende zu tun, um in jedem Teil der Welt, in dem Lepra vorherrscht, Rückzugsorte zu schaffen, in denen die Opfer in Abgeschiedenheit untergebracht werden können, ohne Kontakt mit der Öffentlichkeit, wo sie angemessene Unterkunft finden, mit geeigneter Nahrung und Kleidung versorgt werden und wo ihnen medizinische Versorgung zur Verfügung steht. Alle diese Einrichtungen sollten nach den besten hygienischen Grundsätzen gebaut und geführt werden; jede sollte für ihren eigenen speziellen Ort und ihre eigene Art von Insassen geeignet sein. Auf diese Weise wird die Ausbreitung der Krankheit mit Sicherheit aufhören und sie so aller Wahrscheinlichkeit nach letztendlich ausgerottet werden. Dieses erfreuliche Ergebnis wurde bei anderen verwandten Krankheiten einfach durch die Einführung verbesserter sanitärer Umgebungen erreicht, und es ist nicht zu weit hergeholt, ein ähnliches Ergebnis selbst bei einer so abscheulichen, widerwärtigen und abscheulichen Krankheit wie Lepra zu erwarten.
